A. J. W. Goldschmidt (Hrsg.)
Medizinische Statistik

Springer
Berlin
Heidelberg
New York
Barcelona
Budapest
Hongkong
London
Mailand
Paris
Santa Clara
Singapur
Tokio

A. J. W. Goldschmidt (Hrsg.)

Medizinische Statistik

Klinische Forschung:
Von der Idee zum Ergebnis

Mit einem Geleitwort von W. Giere

Unter Mitwirkung von
H. Ackermann, M. Herbold, C. Kluss, B. Schaaf,
R. Weiß, J. Windeler

Mit 28 Abbildungen und 17 Tabellen

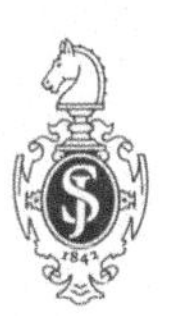

Springer

Dr. med. Andreas J. W. Goldschmidt
Leitender Abteilungsarzt
Medizinische Informatik und Biometrie
Städtische Kliniken Offenbach
Akademisches Lehrkrankenhaus
der Goethe-Universität Frankfurt/Main
Starkenburgring 66, 63069 Offenbach

ISBN-13:978-3-540-60053-4

Die Deutsche Bibliothek – CIP-Einheitsaufnahme
Medizinische Statistik : klinische Forschung: von der Idee zum Ergebnis ;
mit 17 Tabellen / A. J. W. Goldschmidt (Hrsg.). Mit einem Geleitw. von W. Giere.
Unter Mitw. von: H. Ackermann … – Berlin ; Heidelberg ; New York ; Barcelona ;
Budapest ; Hong Kong ; London ; Mailand ; Paris ; Tokyo : Springer 1996
ISBN-13:978-3-540-60053-4   e-ISBN-13:978-3-642-61003-5
DOI: 10.1007/978-3-642-61003-5

NE: Goldschmidt, Andreas J. W. [Hrsg.]: Ackermann, Hanns

Datenkonvertierung: Storch GmbH, 97353 Wiesentheid
SPIN: 10484468   21/3133 – 5 4 3 2 1 0 – Gedruckt auf säurefreiem Papier

Für meine Familie

Geleitwort

Kompliziertes allgemeinverständlich zu beschreiben, ist eine didaktische Herausforderung. Daß es auch bei der Medizinischen Statistik „aus ärztlicher Sicht" nicht immer so trocken zugehen muß wie in den meisten Statistiklehrbüchern, das wird in dem vorliegenden Buch belegt: Komplizierte Begriffe werden erläutert, ohne daß der Leser mit Formeln überhäuft wird. Reale, praxisnahe Beispiele führen behutsam in die statistischen Grundlagen der klinischen Prüfung von Arzneimitteln ein. Die wesentlichen Grundsätze, Empfehlungen und Richtlinien (GCP), Gesetze (AMG, Schweigepflicht etc.) und berufsrechtliche Vorschriften (Ethikkommission etc.) werden dabei ebenso einfach erläutert wie auch der Umgang mit sensiblen Patientendaten mit Hilfe eines Computers. Beim Einsatz und der Auswahl von Statistiksoftware werden nützliche Tips gegeben, die auf langjährigem Umgang mit einer Vielzahl von Programmen beruhen. Das Buch läßt nicht nur Kompetenz erkennen, sondern auch umfangreiche Erfahrung mit der Thematik. Und zwar sowohl mit der forschenden Klinik und Industrie, als auch bei der Betreuung von Studenten und Wissenschaftlern für ihre Graduierung.

Jeder, der in der Medizin forscht, kommt nicht mehr umhin, sich mit den Grundlagen der Medizinischen Statistik auseinanderzusetzen. Diese umfaßt weit mehr als lediglich statistische Grundbegriffe. Die Biometrie ist im Rahmen klinischer Prüfungen eingebunden in den Datenschutz und zahlreiche andere Gesetze von Haftpflicht bis Rechtsschutz. Daneben sind vielfältige ethische Gesichtspunkte zu beachten. Studenten, MD/A und MTA, Diplomanden, Doktoranden und Habilitanden der Medizin und Biowissenschaften können die Biometrie als wesentliches Werkzeug klinischer Forschung nicht mehr umgehen. Auch Krankenhausärzte und sogar niedergelassene Vertragsärzte nicht, selbst wenn sie sich z.B. als Prüfärzte lediglich im Rahmen von Anwendungsbeobachtungen zur Verfügung stellen. Und eben das ist das Besondere an diesem Buch. Es eröffnet auch denjenigen einen adäquaten Zugang zu einer komplizierten Materie, die sich bisher so gefühlt haben, als ob sie „außen vor gelassen" würden, obwohl sie doch primär die Verantwortung in der klinischen Forschung tragen und diese zudem im wesentlichen mit ihrer klinischen Erfahrung und ihren Ideen inspirieren.

Frankfurt/Main, im Januar 1996 *Prof. Dr. Wolfgang Giere*

Inhalt

Wie entsteht ein solches Buch, und wen soll es in erster Linie ansprechen? Die Idee dazu ergab sich, nachdem vom Herausgeber von 1990–1993 eine 12teilige Serie in der Zeitschrift „Essex Urologie Service Aktuell" unter dem gleichen Titel wie dieses Buch erschien. Zahlreiche Leseranfragen und der Ruf nach einer Komplettierung der Serie unterstrichen den Bedarf nach einem handlichen Werk, das nicht (wie so häufig) von einem reinen Theoretiker, sondern sozusagen von einem Praktiker vor Ort erstellt wurde. Um diese Nachfrage ausreichend zu befriedigen, fand sich mittlerweile eine Reihe von Spezialisten, unter deren dankenswerter Mitarbeit schließlich das vorliegende Buch entstehen konnte. Es will in umgangssprachlicher, also verständlicher Weise in einige ausgewählte Aspekte der Biometrie und der klinischen Forschung einführen.

Die Kenntnis einiger theoretischer Grundlagen ist für das Verständnis und die kritische Durchführung wissenschaftlicher Arbeiten unbedingt erforderlich. Planung, Design, Durchführung und Ergebnisse klinischer Studien werden mit Recht auf ihren Wahrheitsgehalt hin überprüft und müssen zunehmend strengen Kontrollen standhalten. Aus der Menge der Fragestellungen und Anwendungen kann allerdings nur eine Übersicht über die wesentlichsten Grundlagen der Methoden gegeben werden. Dabei stand das Bemühen im Vordergrund, diesen Überblick möglichst „klinisch respräsentativ" zu gestalten. Das Buch erhebt also keinen Anspruch darauf, jeden Blickwinkel der klinischen Forschung und der Biometrie zu berücksichtigen. Es war in erster Linie das Bestreben, einen einfachen Zugang zu dieser komplexen

Materie zu verschaffen, und zwar für alle Mediziner und Biowissenschaftler, vom Studenten bis hin zum Prüfarzt und Studienleiter in Klinik und Industrie.

Die in dem Buch vorgestellten Problemstellungen und deren Lösungen sind allerdings nicht allgemeingültig übertragbar. Sie wurden zwar mit größter Sorgfalt erarbeitet und mit fachkompetenten Kollegen diskutiert. Für eine generelle Fehlerfreiheit kann aber natürlich keine Garantie gegeben werden. Bei Unklarheiten informieren Sie daher bitte den Verlag bzw. den jeweiligen Autor. Für jeden nützlichen und sachkundigen Hinweis sind wir dankbar. Ihre Anregungen werden wir, wo dies irgend möglich und sinnvoll erscheint, in der nächsten Auflage zu berücksichtigen versuchen. Die Nennung von Hard- und Softwareprodukten und sonstigen geschützten, resp. eingetragenen Handelsnamen dient ausschließlich zu Informationszwecken und stellt keinen Warenmißbrauch dar.

Dem Verlag danke ich für seine vielfältigen Anregungen und die Unterstützung zur Realisierung dieses Buches, insbesondere Frau Gundermann, Frau Botsch und Frau Dr. Heilmann.

Den Kollegen und v.a. meiner Frau danke ich für ihre Hilfe, kritische Durchsicht des Manuskriptes und die eigenen Beiträge.

Offenbach/Main, im Januar 1996 *Dr. A. J. W. Goldschmidt*

Inhalt

Kurzbiographie des Herausgebers

Dr. Andreas J. W. Goldschmidt ist Leitender Abteilungsarzt der Medizinischen Informatik und Biometrie am Onkologischen Schwerpunkt Offenbach/Main an den Städtischen Kliniken, Akademisches Lehrkrankenhaus der Goethe-Universität Frankfurt/ Main. Ausbildung und Technikum für angewandte Physik sowie kurze Industrietätigkeit, Weiterstudium der Physik (Grundstudium, Nebenfach Mathematik) und Studium der Medizin an der Goethe-Universität Frankfurt/Main. Promotion bei Prof. Dr. math. stat. Dipl.-Ing. K. Abt in der Abteilung für Biomathematik des Zentrums der Medizinischen Informatik der Goethe-Universität Frankfurt/Main. Klinische Tätigkeit in der Urologie in den Städtischen Kliniken Offenbach/Main unter Leitung von Prof. Dr. med. U. W. Tunn. Arzt für Medizinische Informatik bei Prof. Dr. med. W. Giere, Abteilung Dokumentation und Datenverarbeitung des Zentrums der Medizinischen Informatik der Goethe-Universität Frankfurt/Main. Seit 1990 Leitung der Medizinischen Informatik und Biometrie sowie seit Dezember 1994 zudem Leitung des klinischen Tumorregisters am Onkologischen Schwerpunkt Offenbach/Main.

Berufsbegleitend seit 1992 Dozent für Medizinische Statistik und Dokumention an der Staatlichen Lehranstalt Robert Gustav Hufnagel für MTA in Offenbach/Main. Außerdem seit 1993 Lehrbeauftragter für Biosignalverarbeitung am Zentrum für Medizinische Informatik des Klinikums der Goethe-Universität Frankfurt/Main. In der Konzeption und Durchführung klinischer Studien hat sich Dr. Goldschmidt neben seinen vielfältigen theoretischen Arbeiten den notwendigen Praxisbezug erhalten.

Koautoren

Ackermann, Hanns, Dr. rer. med. Dipl.-Math.
Abt. Biomathematik des Zentrums für Medizinische Informatik
Klinikum der Johann Wolfgang Goethe-Universität Frankfurt/M.
Theodor-Stern-Kai 7, 60590 Frankfurt/Main

Herbold, Marlies, Dr. rer. biol. hum.
Leiterin des Referats Biometrie
Hoechst Pharma Deutschland (HPD) in Bad Soden/Taunus,
Hoechst AG
Postfach 11 09, 65796 Bad Soden/Taunus

Kluss, Christoph, Rechtsanwalt
Anwaltskanzlei
Kaiser-Sigmundstraße 21, 60320 Frankfurt/Main

Schaaf, Berthold, Dipl.-Psych.
Geschäftsführender Gesellschafter von
factum – Gesellschaft für Statistik, wissenschaftliche
Information und Kommunikation mbH
Kaiserstraße 51, 63065 Offenbach/Main

Weiß, Rudolf, Dr. med.
Internist, Hämatologie
Oberarzt der Medizinischen Klinik II
Onkologischer Schwerpunkt Offenbach/M. an den Städt. Kliniken
Starkenburgring 66, 63069 Offenbach/Main

Windeler, Jürgen, Hochschuldoz. Dr. med.
Institut für Medizinische Biometrie und Informatik
der Universität Heidelberg
Im Neuenheimer Feld 305, 69120 Heidelberg

1 Aspekte der Medizinstatistik in der klinischen Forschung

A. J. W. Goldschmidt

Statistik ist ein Hilfsmittel das es ermöglicht, über die Beurteilung einer relativ kleinen Anzahl von Einzelfällen auf Regelhaftigkeiten eines größeren Kollektivs mit einer gewissen Wahrscheinlichkeit zu schließen. In der Biologie und der Medizin spielt sie dabei eine ganz besondere Rolle. Man denke hier nur an die damals geradezu revolutionäre Vererbungslehre nach Mendel vor nun etwa 130 Jahren. Im Laufe der Zeit entwickelte sich der Einsatz statistischer Methoden in Biologie und Medizin zu einer eigenständigen Wissenschaft der Lehre von Zählung und Messung an Lebewesen, die man heute als „Biometrie" bezeichnet. Selbstverständlich bezieht sich die Beurteilung von erhobenen Daten nicht nur auf die Wissenschaft. Statistik spielt auch bei der Wirtschaftlichkeitsbeurteilung von Krankenhäusern in den Bereichen Verwaltung, Pflege und ärztlicher Dienst eine erhebliche Rolle. So ist es inzwischen zu einer Selbstverständlichkeit geworden, daß in Krankenhäusern die Diagnosen des gesamten Krankenguts gesondert nach Abteilungen erfaßt werden. Sie werden den verschiedenen Behandlungsarten, der Verweildauer oder den Komplikationen zugeordnet und bedarfsweise miteinander korreliert. Auf diese Weise erfährt eine Klinik sehr schnell eventuelle Besonderheiten regionaler Art im Hinblick auf Komplikationsraten, Inzidenz von Infektionskrankheiten, Häufigkeit von Risikofaktoren u.ä. mehr. Unter dem Stichwort „Krankenhausinformationssystem" bemüht man sich zunehmend um eine umfassende medizinische Dokumentation und Qualitätskontrolle, welche also nicht nur einfach Leistungen erfaßt, sondern auch kleinere wissenschaftliche Fragestellungen beantworten kann und idealerweise ein Tumorregister und weitere Register für die bereits genannten Bereiche enthält. Von solcher Art allgemeiner Anwendungen der Statistik müssen die speziellen Fragestellungen in Forschung und Wissenschaft, insbesondere von Therapiestudien, unterschieden werden.

Spezielle statistische Fragestellungen

Erfahrungswissenschaftler (Mediziner, Biologen, Psychologen u.a.) sind in der Regel für die Bearbeitung komplizierter statistischer Probleme nicht ausreichend ausgebildet. Statt auf die Vermittlung biometrischer Methoden wurde für das Examen meistens mehr Wert auf die Weitergabe mathematischer Formeln gelegt. Hinzu kommt, daß die seit Jahren anwachsende Vielzahl neuer statistischer Verfahren auf zunehmendes Unverständnis der Anwender stößt. Allerdings lassen sich damit aufgrund effizienterer Bearbeitung statistische Probleme bearbeiten, die bisher für unlösbar gehalten wurden. Darüber hinaus ermöglichte erst die Entwicklung und Weiterverbreitung der Personalcomputer, daß früher in der Praxis kaum realisierbare rechenintensive Verfahren nun problemlos eingesetzt werden können. Damit wurden allerdings neue Probleme bezüglich verfügbarer Computerprogramme geschaffen. Oft hervorragenden Programmen liegen in der Regel englische, häufig unzureichende Handbücher bei, so daß der Laie gezwungen ist für „Spezialerläuterungen" der Programme nach geeigneter Sekundärliteratur – möglichst in deutscher Sprache – zu suchen. Leider findet sich in diesen Büchern fast immer nur eine Anhäufung mathematischer Erklärungen, oder es handelt sich um Erläuterungen, die sich ausschließlich auf die Programmbedienung beziehen.

Was ist nun einem Anwender zu empfehlen, der sich im biomedizinischen Bereich mit wissenschaftlichen Fragestellungen auseinanderzusetzen hat, wobei es sich im Bereich klinischer Studien zu annähernd 90% direkt oder indirekt um *Überprüfungen der Wirksamkeit von Arzneimitteln* handelt? Zunächst mache man sich einige elementare Vorgehensweisen der Biometrie zu eigen:

Begriffswelt und Denkweise der Biometrie bestehen zunächst aus nur wenigen, immer wiederkehrenden Überlegungen, die meist auch ohne spezielle mathematische Vorkenntnisse zu verstehen sind. Dazu gehört die Erkenntnis, daß Statistik niemals im nachhinein bereits bestehende Ergebnisse (mit einer gewissen Wahrscheinlichkeit) „beweisbar" machen kann, sondern daß so ermittelte Resultate dann häufig nicht mehr reproduzierbar sind. Hält man sich nun an die planerischen Spielregeln, so verbleibt schließlich noch das Problem, aus der Vielfalt unterschiedlicher Verfahren das für den individuellen Fall passende herauszufinden. Diese Auswahl orientiert sich primär an den zu überprüfenden Zielgrößen (Fragestellungen) sowie der Art der Daten. Als Hilfestellung existieren heute eine ganze Reihe hervorragender Fachbücher und Publikationen, die z.B. in jeder guten Universitätsbibliothek zu finden sind. Vor Beginn dieser Lektüre sollte man lediglich wissen, daß der Stellenwert der Biometrie weder über- noch unterschätzt werden sollte, und die primäre Intention sei idealerweise der Erwerb des Verständnisses für deren Anwendbarkeit und wirklichen Möglichkeiten.

Statistische Glaubwürdigkeit

Zu jeder Untersuchung gehört ein vorher erstellter Studienplan, in dem genau geschildert wird, welche Zielgrößen mit welchen Verfahren untersucht und mit welchen statistischen Methoden anschließend analysiert werden sollen. Während des Versuchsablaufs wird ständig ein Protokoll geführt, in dem nicht nur die Ergebnisse beschrieben werden, sondern auch eventuelle Abweichungen von der Planung. Dazu gehören selbstverständlich zwischenzeitliche Beratungen und Diskussionen, soweit für den reibungslosen Ablauf erforderlich. Bei Arzneimitteluntersuchungen gehören fast regelhaft Analysen von Zwischenergebnissen nach festgelegten Zeitintervallen zur Überprüfung eventueller Trends dazu. Grundsätzlich gilt allerdings, daß erst am Ende eines Versuchs eine gemäß der Planung schlüssige Analyse und Interpretation der Ergebnisse möglich ist. Typische Resultate einer solch gut geplanten Studie sind die Entdeckung von Unterschieden oder Übereinstimmungen der Zielgrößen mit einer bestimmten Aussagekraft (Power/Teststärke sowie Irrtumswahrscheinlichkeit). Auswertbare und nicht auswertbare Fälle werden getrennt beurteilt. Wurde eine Untersuchung gemeinsam an verschiedenen Orten von verschiedenen Personen durchgeführt (multizentrische Studie), so werden darüber hinaus eventuelle Einflüsse der jeweiligen Zentren bewertet und untersucht, ob Verzerrungen („bias") durch einzelne Untersucher oder Untersuchungsmethoden entstanden. Hervorragende Erläuterungen für die Planung und Gestaltung von Studien finden sich in der heute nahezu noch uneingeschränkt gültigen, 1931 erstmals publizierten Methodenlehre von Paul Martini (Paul et al. 1968).

Nutzung eines Personalcomputers

Trotz modernster Computertechnik mit all ihren Speichermöglichkeiten gilt nach wie vor auch heute noch vor dem ersten Tastendruck: Der schriftliche Beweis: auf Geschriebenes, Gedrucktes und Unterschriebenes sollte nicht verzichtet werden! Im Falle klinischer Studien handelt es sich häufig um Patientendaten, welche besonders zu schützen sind. Am Beispiel der Aufgaben des sogenannten Datenschutzbeauftragten seien im folgenden die geforderten Kontrollen aufgezählt: Zugang und Abgang eines Benutzers, Speicher- und Zugriffskontrolle sowie Kontrolle, welcher Benutzer tätig wird bzw. wurde, Kontrolle von Übermittlung, Eingabe, Transport und Organisation sowie ob für die Benutzung überhaupt ein Auftrag besteht oder bestand. Unter Beachtung spezieller Algorithmen und Selektionskriterien ist es dabei leicht möglich, die Daten bis zur völligen Anonymität zu verschlüsseln. Letzteres ist allerdings vor allem im Sinne epidemiologischer Erhebungen nicht immer wünschenswert, man denke hier an so wesentliche Daten wie Alter, Geschlecht, Erkrankungsbeginn und -dauer, regionale Daten und viele andere Parameter mehr. Daher ist seit Mitte der 80er Jahre ein langsamer Wandel in der Meinungsbildung zwischen den widerstreitenden Interessen von Datenschützern, Praktikern und klinisch Forschenden erkennbar geworden. Eine ausführliche Betrachtung

4

der Rechtslage im Datenschutz findet sich in Kap. 10 dieses Buches.

EG-Richtlinien der „guten Praktiken"

Neben den Auflagen des Datenschutzes sollten vor allem die seit 1. 7. 1991 gültigen sog. „guten Praktiken" für klinische Studien in den Ländern der europäischen Gemeinschaft (EG) beachtet werden. Die GMP („Good Manufactoring Practice") regelt die Dateneingabe, die GCP („Good Clinical Practice") enthält die meisten Vorschriften zur Durchführung von klinischen Studien und die GSP („Good Statistical Practice") regelt die Durchführung statistischer Analysen solcher Untersuchungen. Damit seien hier nur die 3 in diesem Zusammenhang am meisten interessierenden der sog. guten Praktiken erwähnt. Bei den zuständigen Behörden sind alle diesbezüglichen Einzelheiten zu erfahren. Im Sinne der EG-Richtlinien werden klinische Studien künftig – und mit Recht – zunehmend schärfer kontrolliert. Außerdem steigen die Anforderungen gegenüber früheren Versuchen enorm und damit natürlich auch die Kosten.
Wie wirken sich die neuen EG-Bestimmungen auf die Nutzung eines Computersystems zwecks Dateneingabe und statistischer Analyse aus? Wie erwähnt, soll die Dateneingabe selbst zunächst nach Maßgabe der EG-Hinweise zur GMP erfolgen, wozu vor allem die Doppeleingabe der wesentlichen Parameter einschließlich Plausibilitätskontrolle (permanente Eingabekontrolle durch vorgegebene Grenzwerte) gehört. Die erfaßten Daten sollen durch einen Dritten überprüfbar sein, d.h. daß außer den gespeicherten Daten ein unterschriebener und datierter Ausdruck sowie ein Patientenbogen erstellt werden soll („back-up record"). Darüber hinaus sehen die EG-Empfehlungen die ausschließliche Nutzung validierter und eingehend beschriebener Computersysteme vor, was problematisch ist, bedenkt man die Vielzahl installierter sog. No-name-Produkte und z.B. den falsch rechnenden Pentium-Prozessor von INTEL im Jahr 1994. Jedenfalls sollte die Systemvalidierung dokumentiert werden, ebenso die mit diesem System evtl. durchgeführte Transformationen von Daten.

Besonderheiten klinischer Daten und deren Analyse

Die klinische Prüfung eines Arzneimittels gliedert sich im wesentlichen in 4 Phasen, die in Kapitel 7 noch ausführlich erläutert werden. In den Phasen 1–2(a) werden zur Findung von Hypothesen noch relativ wenig Probanden und Patienten ohne einen vergleichenden Therapiearm (Plazebo oder Standardpräparat) untersucht. Ab der Phase 2(b) bis zur Phase 4 findet eine solche Untersuchung mit zunehmender Patientenzahl nur noch im genannten Vergleich (vergleichender Therapiearm) statt. Zur Ermittlung der notwendigen Fallzahlen im Hinblick auf die sog. kleinste (Fachjargon: minimale) noch medizinisch relevante Differenz werden spezielle Computerprogramme oder entsprechende Tabellen eingesetzt. Die GCP-Richtlinien der EG schreiben den mit der statistischen Analyse betrauten Instituten oder Unternehmen hausinterne „Standard Operating Procedures" (SOP) vor. In diesen SOP-Vorschriften muß auch die Auswahl und Methodik der Fallzahlermittlung beschrieben sein.

Die Auswertung klinischer Daten erfolgt aus biometrischer Sicht abhängig von den Zielgrößen und ob ein Vergleichsarm eingeschlossen wurde sowie entsprechend der Art der Daten. Auf niedrigstem Niveau erfolgt eine deskriptive (beschreibende) Bewertung, im weiteren Verlauf erhofft man sich jedoch, daß die Daten die Voraussetzungen für die erwünschten statistischen Tests erfüllen. Dabei ist es leider bislang meist immer noch so, daß eine sog. konfirmatorische Datenanalyse zur Untersuchung auf Gleichheit oder Übereinstimmung durchgeführt wird, obgleich heute bereits – wie eingangs erwähnt – eine Vielzahl hervorragender alternativer, vor allem nichtparametrischer Verfahren existiert. Deren Aussagekraft ist darüber hinaus, bei fehlenden Voraussetzungen für parametrische Test, weitaus größer. Die Ergebnisse werden schließlich sowohl graphisch wie auch numerisch in Form von Tabellen dargestellt. Sie sind ein wesentlicher Bestandteil des integrierten klinischen und biometrischen Berichts. Als Checkliste für die Beurteilung klinischer Studien kann man immer in der Reihenfolge vorgehen: Fragestellung, Material und Methodik, Ergebnispräsentation und Schlußfolgerungen. Von besonderem Interesse ist hierbei, ob der Prüfplan eingehalten wurde. Außerdem die Vergleichbarkeit einer eventuellen Begleittherapie sowie Alter, Geschlecht, Vorerkrankungen der Patienten etc. und das Auftreten von Komplikationen und Nebenwirkungen während oder infolge der Behandlung.

Nun verleitet ja gerade ein Personalcomputer mit einem entsprechenden Programm dazu, die vorhandenen Daten weitgehend unkritisch durch eine Vielzahl von Tests automatisch hindurchlaufen zu lassen, bis schließlich ein signifikantes Ergebnis in gewünschter Weise herauskommt. Die Unzulässigkeit dieser Vorgehensweise muß sicher nicht besonders betont werden. Allerdings existieren durchaus Grundsätze, welche die Durchführung einer Vielzahl von Tests mit den gleichen Daten zulassen. Nur sollte man hier unterscheiden zwischen einer legitimen Technik zum Auffinden von Hypothesen und deren Prüfung durch eine separate Folgestudie. Im Regelfall gilt daher, daß auch nichtsignifikante Ergebnisse publiziert werden müssen. Sollte dennoch unerwarteterweise die Untersuchung derselben Daten mittels 2 oder gar noch mehr Tests notwendig geworden sein, wofür es plausible Gründe geben kann, so muß die vorgewählte Irrtumswahrscheinlichkeit entsprechend der Anzahl der Tests angepaßt bzw. verringert werden (Stichwort: Bonferroni oder andere Verfahren zur α-Adjustierung).

Als Faustregel kann man sich merken, daß bei einem zweiten zusätzlichen Test die vorgewählte Irrtumswahrscheinlichkeit halbiert wird und mit jedem weiteren Test noch kleiner wird.

Statistikprogramme und klinische Studien

Im wesentlichen kann man unterscheiden zwischen der Eigenprogrammierung mittels höherer Programmiersprachen, Programmen mit eingebauten Statistikfunktionen und eigenständigen, typischen Statistik-„Paketen". Zu den Programmen mit eingebauten Statistikfunktionen zählen Kalkulationsprogamme (z.B.

Lotus 1-2-3), Datenbankprogramme (z.B. dBase), Graphikprogamme (z.B. Harvard-Graphics) und Textprogramme (z.B. Word Perfect). Typische Statistikprogramme sind: BMDP, SAS, SPSS, NCSS, Systat, StatGraphics, Testimate und „BIAS."[1]. Beim Kauf eines solchen Produkts sollte man selbstkritisch vorgehen. Bei den Anwendergruppen kann man grob unterscheiden zwischen Profis und Laien, wobei es dazwischen natürlich fließende Übergänge gibt. Absoluten Laien sei von der Anwendung statistischer Methoden abgeraten, sie sollten sich in jedem Fall an einen Biometriker wenden. Programme wie SPSS, SAS und BMDP sind überwiegend für professionelle Anwender geeignet. Für alle anderen bieten bereits die o.g. Programme mit eingebauten Statistikfunktionen eine Vielzahl geeigneter Statistikprozeduren. Besondere Beachtung sollten auch die Merkmale des Moduls für die Datenerfassung finden (Möglichkeiten der Doppeleingabe und Plausibilitätsprüfung, Handhabung, Datenimport- und -export?). Letztlich hängt die Kaufentscheidung für ein Statistikprogramm vor allem von der Aufgabenstellung, den Anforderungen (FDA, Bundesbehörden etc.), dem Datenumfang, dem individuellen Kenntnisstand und nicht zuletzt vom Budget ab.

Für den Einsatz von Statistiksoftware gilt im Rahmen der EG-Richtlinien bei klinischen Studien das gleiche wie für Computer selbst, d.h. die Software sollte validiert sein. Große Unternehmen besitzen häufig eigene Programmentwicklungen, die entsprechend validiert wurden. Ansonsten werden auf Großrechnern und PCs in der Mehrzahl die o.g. Programme eingesetzt, und hier vor allem das Programm SAS. SAS besitzt als wesentlichstes Merkmal die Akzeptanz durch die amerikanische Zulassungsbehörde FDA.

Neben den professionellen Produkten aus Amerika sind akzeptable Statistikprogramme aus Deutschland immer noch selten. Ein relativ einfach zu bedienendes und – vor allem bei den nichtparametrischen Verfahren – recht leistungsfähiges deutsches Programm stellt Testimate dar. Ein ausführlicher Test des Programms findet sich in (Goldschmidt 1992).

---

[1] Alles eingetragene Warenzeichen.

Preiswerter Einstieg mit „BIAS." und Student Systat

An dieser Stelle sei noch auf 2 Programmpakete für IBM-kompatible Personalcomputer hingewiesen, die exemplarisch auch solchen Anwendern einen preiswerten Zugang zur statistischen Bewertung kleinerer Stichprobenumfänge ermöglichen, wie sie in der Mehrzahl z.B. im Rahmen „einfacher" statistischer Fragestellungen von Diplom- und Doktorarbeiten vorkommen.

Das erste Programm, „BIAS.", kommt aus Deutschland und ist unter DOS ab der Version 3.0 lauffähig. Für etwa DM 300 erhält man ein statistisches Vollpaket für kleine bis mittlere Stichprobenumfänge, das v.a. für Mediziner, aber auch für Biologen und Psychologen aus der Sicht eines Biometrikers konzipiert wurde. Die Zusammenstellung der statistischen Methoden in „BIAS.", das Programmdesign und die „Benutzeroberfläche" zeugen von Sachkompetenz und Erfahrung mit medizinisch relevanten Fragestellungen. Das Programmpaket beinhaltet die am häufigsten angewendeten statistischen Methoden, die einem Nicht-Biometriker bzw. Nichtstatistiker zur selbständigen Bearbeitung empfohlen werden können. Das ca. 230 Seiten umfassende deutsche Handbuch der Version 4.0 enthält alles Wesentliche und verweist in vielfältiger Weise auf Sekundärliteratur. Die Literaturhinweise gibt es nach jeder statistischen Analyse bei der Druckausgabe mit aus. Die Kommunikation mit „BIAS." erfolgt interaktiv und umgangssprachlich, so daß sich ein Benutzer ohne weiteres eher auf seine Daten als auf das Programm konzentrieren kann. (Weitere Informationen bzw. die Kontaktadresse zum Programm entnehmen Sie bitte Ackermann (1994/95).)

Mit Student Systat wird von der renommierten amerikanischen Firma Systat (Berke 1984) eine ebenfalls recht leistungsfähige „Light"-Version ihrer Statistiksoftware angeboten, deren Funktionsumfang zwar nicht ganz den von „BIAS." erreicht und auch nur in englischer Sprache zur Verfügung steht, dafür aber nur etwa die Hälfte kostet und äußerst komfortabel unter Windows läuft. Wahlweise ist auch Student Systat unter DOS ab der Version 3.0 erhältlich. Mit Student Systat unter Windows kommt man ohne lange Einarbeitung klar. Statistische Analysen und Graphiken sind schnell erstellt und lassen sich – wie unter Windows üblich – spielend leicht in andere Programme zur Weiterverarbeitung einbetten. Das ca. 500 Seiten umfassende englische Handbuch der Version 1.0 ist ausgezeichnet und enthält zahlreiche informative Lektionen, so daß in der Regel auf Sekundärliteratur verzichtet werden kann. Der Funktionsumfang umfaßt neben den Basisverfahren auch einige spezielle Anwendungsgebiete. Wer mehr will, muß auf das – allerdings erheblich teurere – Vollpaket Systat umsteigen. Die ebenfalls namhafte Firma SPSS kooperiert mit Systat und gibt mittlerweile ebenfalls eine eigene Studentenversion ihres gleichnamigen Programms heraus.

„BIAS." unter DOS und Student Systat für Windows sind somit speziell für nicht-professionelle Anwender aus den o.g. Forschungsbereichen von Interesse, die „informatischen" und technischen Aufwand meiden wollen und die nicht versucht sind, ihre statistischen Möglichkeiten allzu sehr zu überfordern.

2 Grundlagen und praktische Anwendungen der Biometrie in der klinischen Forschung

A. J. W. Goldschmidt

Manche wissenschaftliche Arbeit artet heute in ein gigantisches „fishing for significance" aus, wie Hoffmann konstatiert (Hoffmann 1984). Es würde nur noch selten geprüft, ob die den statistischen Methoden zugrundeliegenden Voraussetzungen auch nur näherungsweise erfüllt sind, und die Formulierung von Hypothesen unterbliebe in der Regel. Die zunehmende Verwendung statistischer Verfahren hätte keineswegs zu einer Qualitätssteigerung biomedizinischer Arbeiten geführt, sondern im Gegenteil sei eine untragbar hohe Rate an statistischen Fehlern in derartigen Arbeiten zu verzeichnen.

Von der Idee zum Ergebnis

Mühsam erhobene Daten bedürfen auch einer exakten Erfassung und Bearbeitung. Die Kenntnis einiger theoretischer Grundlagen ist allerdings für das Verständnis und die kritische Durchführung wissenschaftlicher Arbeiten unbedingt erforderlich. Planung, Design, Durchführung und Ergebnisse klinischer Studien werden mit Recht auf ihren Wahrheitsgehalt hin überprüft und müssen zunehmend strengen Kontrollen standhalten. In den folgenden Kapiteln soll daher die Bedeutung der Biometrie und deren Grundlagen anhand praktischer Beispiele erläutert und diskutiert werden.

Einsatz von Statistikprogrammen

Gerade für den zeitlich überlasteten, wissenschaftlich tätigen Arzt ist es ausgesprochen verlockend, wenn in einem Testbericht über einen „Leckerbissen für Statistiker" (Fromme 1989) steht, daß das angebotene Programm „bereits in der Basisversion ... über insgesamt 19 Statistikprozeduren verfügt, davon allein 12 Varianten zur Gestaltung von Kreuztabellen: die univariate Deskription, Kreuztabellen, Streuungsdiagramme, multiple Regression, Faktoren- und Clusteranalyse, t-Tests, ungewichtete und gleitende Mittelwerte, Prognose/Zeitreihen, nicht-parametrische Tests, Varianzanalyse und Verteilungsberechnungen". Vom Mittelwert über Kreuztabellen bis hin zu Analysen und Trends – all dies wird (scheinbar) mühelos von vielerlei Statistik-„Paketen" berechnet, die gar nicht mehr alle beim Namen genannt werden können. Nahezu monatlich scheinen neue Programme mit angeblich immer besseren Leistungen hinzuzukommen.
Viele dieser käuflichen Statistikprogramme sind aber kritisch zu betrachten (s. auch Kap. 1). Grundsätzlich gilt: Dies ist in der Regel keine Software für den Laien, sondern für Statistiker in Industrie und Wissenschaft, welche die Voraussetzungen für die Anwendung der vielfältigen Tests kennen und sorgfältig überprüfen können.

Wie sind die Daten verteilt?

Im folgenden Abschnitt soll anhand einfacher Beispiele dargestellt werden, wie sich die Biometrie in der medizinischen Forschung einsetzen läßt; weiterhin gilt es, Begriffe wie Mittelwert, Median, Standardabweichung, Verteilung etc. zu erläutern.

Das Problem mit dem Mittelwert

Beispiel: Alle Patienten von 1989 mit polyzystischer Nierendegeneration werden auf sonstige übereinstimmende pathologische

Befunde, z.B. auf erhöhte Kreatininkonzentrationen im Serum als Zeichen einer zunehmenden Niereninsuffizienz, untersucht. Wird dabei eine näherungsweise Übereinstimmung in 50% der Fälle erhalten, so hat dieser Wert isoliert betrachtet zunächst *keine* Aussagekraft, da es Patienten mit gut, aber auch einige mit nur schlecht übereinstimmenden Merkmalen geben kann. Häufig wird als Maß der Übereinstimmung lediglich ein *Mittelwert* $\bar{x}$ bestimmt, der sich berechnen läßt aus der Summe der beobachteten Werte x_i dividiert durch die Anzahl der untersuchten Patienten n.

Arithmetischer Mittelwert

$$\bar{x} = \frac{\sum x_i}{n}$$

Erst bei einer vollständigen Übereinstimmung der Kreatininwerte müßte man über den Mittelwert nicht weiter nachdenken. So aber könnten z.B. die Merkmale der einen Hälfte der Patienten eine 100%ige und die der anderen überhaupt keine Übereinstimmung besitzen etc. Es verhält sich aber oft weder in der einen noch in der anderen beschriebenen Weise. Eigentlich wird erwartet, daß die Kreatininkonzentrationen zwischen einem größten und kleinsten Wert *streuen.* Zur Beurteilung dieser Streuung bedient man sich zunächst graphischer Hilfsmittel, durch welche die *Verteilung* der Werte, z.B. in einem *Histogramm,* dargestellt wird.

Die Verteilung überprüfen

Beispiel: Stichprobe mit einem *Stichprobenumfang* von 30 Patienten im Jahre 1989 und entsprechend 30 Laborwerten bzw. *Merkmalsausprägungen* des uns interessierenden *Merkmals* Kreatinin. Zufälligerweise stimme kein einziger Wert mit einem anderen exakt überein. Dann ergäbe sich ein sinnloses Diagramm der Häufigkeitsverteilung, da jeder Wert nur genau einmal vorkommt. Daher ist es notwendig, die Werte in *Klassen* oder *Intervalle* zu unterteilen. Obwohl eine Reihe komplizierter statistischer

Lösungsmöglichkeiten für diese Unterteilung existiert, reicht es im allgemeinen aus, die Anzahl dieser Intervalle (= Klassenanzahl) nach folgender Faustregel zu bestimmen:

Klassenanzahl:

$$\text{Klassenanzahl } k = \text{Ganzzahliger Anteil (= Integer)}$$
$$\text{der Quadratwurzel aus der Anzahl}$$
$$\text{aller Werte } n$$

Weniger als 3 Gruppen als sog. konservative untere Grenze sollten es keinesfalls sein, besser es sind ≥ 5 Gruppen. In unserem Beispiel ergeben sich 5 Klassen:

$$k = \text{Integer } (\sqrt{30}) = \text{Integer } (5{,}48) = 5 \text{ Klassen}$$

Hieraus ist bereits zu erkennen, daß Stichprobenumfänge nicht zu klein gewählt werden dürfen.

Graphische Darstellungen der Ergebnisse und deren Aussage

Die bildhafte Darstellung von Größen und deren Beziehungen spielt bei der Beurteilung der Verteilungseigenschaften eine große Rolle. Graphiken sind aber auch zur Erkennung von sog. „Ausreißern" und zur Verdeutlichung von Mengenverhältnissen sehr nützlich. Üblicherweise werden für Studien Streuungs- oder Scatterdiagramme (= Punktwolken), Liniendiagramme, Histogramme und die Darstellung von Häufigkeiten im Wahrscheinlichkeitspapier eingesetzt. In Abbildung 1 werden die relativen Häufigkeiten der in 5 Klassen eingeteilten 30 Kreatininwerte unseres Beispiels in einem Säulendiagramm (Histogramm) veranschaulicht.

Es kann auch sinnvoll sein, wenn zur Verdeutlichung der Streuung statt der Einzelwerte selbst z.B. die Mittelwerte mit den zugehörigen Standardabweichungen eingetragen werden. Die Standardabweichung s errechnet sich dabei als Quadratwurzel der Varianz s^2. Diese wiederum ergibt sich aus der Summe der

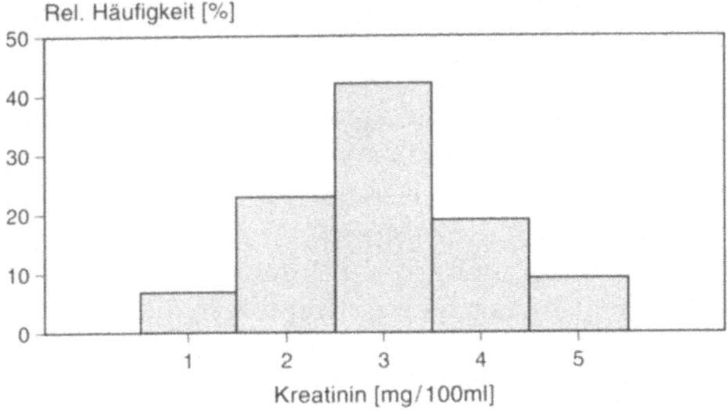

Abb. 1. Verteilung mit Klassenbildung. Exemplarische Verteilung der Kreatininwerte bei Patienten mit polyzystischer Nierendegeneration (Histogramm bzw. Klassenbesetzungsdichtediagramm).

Quadrate der Abweichungen der Einzelwerte x_i vom Mittelwert $\bar{x}$ geteilt durch n – 1 (ein sog. Freiheitsgrad wird von n abgezogen und erhöht damit das Ergebnis des Quotienten, da es sich um Schätzungen aus einer Stichprobe und nicht um die Grundgesamtheit handelt):

$$s = \sqrt{s^2} = \sqrt{\frac{\sum_{i=1}^{n} (\bar{x} - x_i)^2}{n - 1}}$$

Beispiel: x_i = {2; 3; 5; 6; 7; 8; 9; 9; 9; 11; 13; 15; 16; 17}
Median = 9; Mittelwert = 9,07; Varianz = 21;
Standardabweichung = 4,6
Schreibweise: $\bar{x} \pm s = 9{,}07 \pm 4{,}6$

Unterstützung durch einen Computer

Die Ausgabe von Graphiken mit einer Datenverarbeitungsanlage kann auf einem graphikfähigen Bildschirm (= Graphik-Terminal oder -Monitor) und/oder z.B. auf einem Plotter, Matrix- oder Laserdrucker erfolgen. Entspricht die Druckerausgabe exakt der auf dem Bildschirm angezeigten Graphik, so bezeichnet man sie als Hardcopy. Ein IBM-Personal-Computer oder ein dazu kompatibler PC mit einer graphischen Ausrüstung nach dem einfachen VGA-Standard hat eine maximale Auflösung von 640 · 480 Punkten (= Pixel). Diese Auflösung limitiert natürlich stark die Genauigkeit der optischen Darstellung bzw. die von deren Hardcopy und damit auch die Aussagekraft einer so erstellten Graphik. Die meisten Graphikprogramme besitzen daher eigene Unterprogramme zur Ausgabe von Graphiken, die ein erheblich besseres Resultat auf dem Drucker liefern, als dies der Pixel-Auflösung des angeschlossenen Monitors entspricht. Aus der Vielfalt guter Programme zur computergestützten Erstellung von Graphiken sei hier nur das von uns auch in der Klinik v.a. zur Erstellung von Dias eingesetzte Harvard Graphics (ab DOS-Version 2.13) erwähnt, mit dem sich nach kurzer Einarbeitungszeit hervorragend arbeiten läßt. Hiermit sowie mit Word oder WordPerfect (ab DOS- und Windows-Version 5.1)[2] und Unterstützung durch Excel oder Lotus 1-2-3 (ab DOS-Version 3.0)[3] waren wir bislang meist in der Lage, auch schwierige wissenschaftliche Problemstellungen zu lösen und darzustellen. In einigen Fällen kommt man allerdings nicht um ein Programmierwerkzeug herum. Dann greifen wir z.B. zu Turbo Pascal (ab DOS-Version 5.5). Was den Einsatz käuflicher Statistikprogramme betrifft, gilt das bereits zu Beginn Gesagte. Hier ist also für Laien eher Zurückhaltung geboten.

---

[2] Zur Bearbeitung wissenschaftlicher Texte, wie z.B. des vorliegenden, einschließlich der Integration der mit Harvard Graphics erstellten Graphiken und der Erstellung von Formeln.

[3] Programme mit einem makroprogrammierbaren Rechenblatt, das wie eine dreidimensionale Matrix aufgebaut ist, einschließlich Graphik-, einfachen Statistik- und tabellenorientierten Datenbankfunktionen.

Skalen, Verteilungen und die Möglichkeiten zur Prüfung ihrer Eigenschaften, Residuen, Modalwert und Median

Obwohl die Vorgehensweise nicht einfach und recht fehleranfällig ist, soll auch in diesem Abschnitt weitgehend auf die Aneinanderreihung von Formeln zur Verdeutlichung medizin-statistischer Regeln für Nicht-Mathematiker verzichtet werden. Die Biometrie bedient sich – ebenso wie die Medizin – einer Fachsprache, damit Inhalte und Begriffe nicht immer wieder neu definiert werden müssen.

Grundlegende Nomenklatur

Alle Untersuchungseinheiten (Beobachtungseinheiten, Merkmalsträger) sind durch *Merkmale* (Variablen) gekennzeichnet. Die Qualität der Merkmale werden als Merkmalsausprägungen bezeichnet, dies sind also die gemessenen Werte selbst. Die Merkmale können dabei *diskret* (= abzählbar wie ganze Zahlen) oder *stetig* sein. Typisches Kennzeichen der Ausprägungen stetiger Merkmale sind krumme bzw. gebrochene Zahlen, die z.B. in einem bestimmten Bereich innerhalb einer metrischen Skala jeden Zwischenwert zwischen 2 Zahlen annehmen können (reelle Zahlen). Solange man Merkmalen Zahlen zuordnen, sie also quantifizieren kann, bezeichnet man sie als *quantitative* Merkmale. Demgegenüber lassen sich die Stufen von *qualitativen* Merkmalen nicht (oder nur willkürlich) quantifizieren, z.B. die Merkmale Nationalität, Beruf, Geschlecht, Haarfarbe, krank oder gesund etc.

Die verschiedenen Skalen

Ohne die zutreffende Einordnung von Variablen zu ihrer Skala ist die korrekte Auswahl eines eventuellen statistischen Tests unmöglich!

Die Zahlenskalen werden entsprechend ihrem Niveau wie folgt benannt:
1. Nominalskala,
2. Ordinalskala,
3. Intervallskala,
4. Verhältnis- oder Rationalskala.

Viele qualitative Merkmale werden dem niedrigsten Niveau einer Zahlen-Skala zugeordnet, nämlich der *Nominalskala,* welche z.B. Antworten auf die Frage nach Ja oder Nein gestattet. Zur nächsthöheren Skala, der *Ordinalskala,* gehören ebenfalls qualitative Merkmale, allerdings bereits mit definierbaren Unterschieden (größer oder kleiner, plus oder minus), z.B. Schulnoten (sehr gut, gut, etc.) oder der Grad einer Heilung (geheilt, gebessert, unverändert, verschlechtert). Lassen sich die Merkmale quantifizieren, sind darüber hinaus die Abstände zwischen 2 Zahlen konstant und ist kein absoluter Nullpunkt vorhanden, so gehören sie zur *Intervallskala.* Deren Problematik zeigt sich am Beispiel der Temperaturmessung in Grad Celsius: Obwohl bei einem Temperaturunterschied von 10 zu 20 ° C der gleiche Abstand besteht wie zwischen 0 und 10 ℃, sind 20 ℃ weder doppelt so warm wie 10 ℃, noch sind 10 ℃ halb so kalt wie 20° C. Bei der Temperaturmessung in Grad Kelvin beginnt die Skala allerdings beim absoluten Nullpunkt, also mit dem Wert Null. Darüber hinaus haben Blutdruck- und Pulsmessung ebenso einen Nullpunkt wie Längen- und Gewichtsmessung. Sie gehören damit zum höchsten Skalenniveau, zur *Verhältnis- oder Rationalskala.* Erst hier ist auch das Dividieren von gemessenen, resp. zählbaren Merkmalen möglich, d.h. jede beliebige rationale und reelle Zahl ist erlaubt. Damit gehören alle quantifizierbaren stetigen Merkmale zu dieser Skala, womit die Intervallskala eigentlich überflüssig wird.

Erst ab Intervallskalenniveau dürfen arithmetischer Mittelwert und Standardabweichung berechnet werden.

Überprüfung der Verteilungseigenschaften

Die Gauß-Verteilung ist eine Wahrscheinlichkeitsverteilung (Abb. 2), die fälschlicherweise unter der Bezeichnung „Normalverteilung" in die Literatur einging und dem Gauß-Fehlerintegral (C. F. Gauß, 1777–1855) entspricht. Die Kurve wird gemäß ihrer Form auch Gauß-Glockenkurve genannt, die symmetrisch um den Mittelwert μ verläuft. Mittelwert, Modalwert und Median stimmen hier exakt überein. Die gesamte Fläche unter dieser *standardisierten* Kurve entspricht dem Betrag 1, wobei der Bereich zwischen $(\mu-\sigma)$ und $(\mu+\sigma)$ gut zwei Drittel und der Bereich zwischen $(\mu-2\sigma)$ und $(\mu+2\sigma)$ ca. 95% und der Bereich zwischen $(\mu-3\sigma)$ und $(\mu+3\sigma)$ fast 100% ($\approx$99,7%) umfaßt und μ gleich 0 bzw. σ gleich 1 ist. Mittelwert μ und Standardabweichung σ der Gaußverteilung können aber alle erdenklichen Werte annehmen, wodurch die Anzahl möglicher „Normalverteilungen" unbegrenzt ist. Empirisch erhobene Daten (z.B. unsere Meßwerte) müssen erst umgeformt (transformiert) werden, um mit einer solchen Verteilung verglichen werden zu dürfen. Dies ist beispielsweise mit $[(x_i -$ Mit-

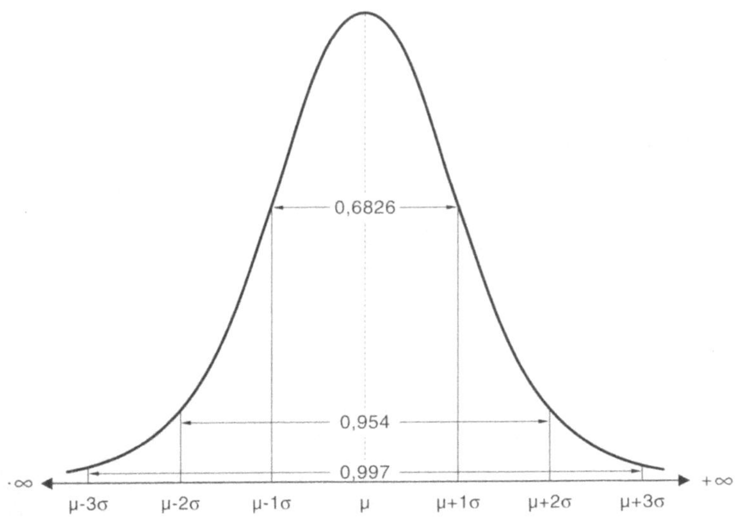

Abb. 2. Gauß-Verteilung (sog. „Normalverteilung").

telwert)/s] durch Bildung von Residuen möglich. Gute Verteilungseigenschaften bedeuten aber nicht gleich 100%ige Übereinstimmung mit der Gauß-Verteilung. Oder kennen Sie unendlich kleine bzw. große Menschen, die es ja bei 100%iger Übereinstimmung der Verteilung des (transformierten) Merkmals Körpergröße geben müßte? Das heißt, wir erwarten in gewissen definierbaren Grenzen Verteilungseigenschaften, die der Gauß-Verteilung ähnlich sind. Bei der häufig (fälschlicherweise) in medizinischen Arbeiten verwendeten Student-t-Verteilung, die der Gauß-Verteilung mit steigendem Freiheitsgrad (für den Fall der Zentralverteilung) immer ähnlicher wird, werden Standardabweichung σ und Mittelwert μ durch die Schätzungen s und x ersetzt. (Weitere Einzelheiten s. Leupold 1967).

Es gibt kaum medizinische Studien, bei denen die Daten wenigstens annähernd normalverteilt sind. Damit fällt aber schon eine der wesentlichsten Voraussetzung für parametrische Tests weg, denn diese Tests setzen u.a. die Normalverteilung voraus, im Gegensatz zu den verteilungsfreien nichtparametrischen Tests. Letztere Tests können z.B. entsprechend der Nullhypothese die Erkennbarkeit voraussetzen, daß die zu vergleichenden zufälligen Stichproben derselben Grundgesamtheit Ω angehören.

Übersicht statistischer Kenngrößen und Verfahren

Parametrische Verfahren

I.   Teste und Vertrauensbereiche
(1) t-Test für ungepaarte Messungen (t-Test für heterogene Varianz), Vertrauensbereich (VB)
(2) Varianzanalyse mit multiplen Vergleichen (Einweg, Mehrweg, F-Test)
(3) Kovarianzanalyse mit multiplen Vergleichen und Test der Voraussetzungen
(4) t-Test für gepaarte Messungen, Vertrauensbereich

II. Kennwerte, univariat

Parametrische und nichtparametrische Kennwerte:

(1) Gültige Anzahl n der Werte
(2) Summe der Werte
       Klassische Kennwerte:
(3) Mittelwert (MW)
(4) Modalwert
(5) Standardabweichung (FG = n – 1)
(6) Variationskoeffizient
(7) Standardfehler (S.E.M.)
(8) Untere Grenze für MW (VB z.B. 95%)
(9) Obere Grenze für MW (VB z.B. 95%)
       Geometrische Kennwerte:
(10) Geometr. Mittelwert (GeoMean)
(11) Standardabweichung v. GeoMean
(12) Untere Grenze für GeoMean
(13) Obere Grenze für GeoMean
       Form- bzw. Verteilungskennwerte:
(14) Wölbung (Exzeß, Kurtosis, 4. Moment)
(15) Schiefe (Skewness, 3. Moment)
(16) Pearson Schiefe
       Robuste Kennwerte:
(17) Minimum (kleinster Wert)
(18) Unteres Quartil (Perzentil 25%)[4]
(19) Median[4]
(20) Oberes Quartil (Perzentil 75%)[4]
(21) Maximum (größter Wert)
(22) Spreizung (Spread), (20) minus (18)[4]
(23) Streubreite (Range), (21) minus (17)
(24) Mittlere absolute Abweichung vom MW

III. Kennwerte, bivariat und Graphik

Streudiagramm

Korrelation/Regression (parametrisch/robust)

IV. Crossover

Zweiphasen-Crossover, optional Äquivalenztest

Nicht-parametrische Verfahren

(häufig mit diversen zusätzlichen hier nicht mit aufgeführten Kenn- bzw. Testgrößen)

I.   *Unabhängige Gruppen – Zwei-Gruppenvergleich*
Logrank-Test
Überlebenszeitschätzungen (Produkt-Limit-Schätzungen nach Kaplan-Meier)
Wilcoxon-Mann-Whitney- bzw. U-Test
Mantel-Haenszel-Test
Exakter bzw. Chi^2-Vierfeldertest und 2·C-Felderanalyse

II.   *Unabhängige Gruppen – Mehrgruppenvergleich*
Logrank-Test, Kruskal-Wallis-Analyse
Mantel-Hanszel-Test inklusive Umkehrung (Cochran-Armitage-Trendtest)
R·2- und R·C-Felderanalyse mit Fishers p, Pearson Chi^2 und Informations-Chi^2

III.   *Unabhängige Gruppen – Multi- und 2-Gruppenvergleiche*
       mit Schichtenpooling
Cochran-Mantel-Haenszel Pooling, Logrank-Test

IV.   *Abhängige Gruppen – 2 Bedingungen*
Wilcoxon-Pratt Test, Vorzeichentest

V.   *Abhängige Gruppen – Mehrfachbedingungen*
Friedman-Analyse (Cochrans Q, Nemenyi, Q-Konkordanz, etc.)

VI.   *Komplexe Verfahren*
Zweiphasen Crossover, nichtparametrisch

---

[4] Eher zeitaufwendige Prozeduren.

Beispiele für einige bekannte Tests

Mit dem *t-Test für ungepaarte, resp. unverbundene Stichproben* werden Mittelwerte und Standardabweichungen miteinander verglichen. Der t-Test ist übrigens relativ stabil gegenüber Abweichungen von seinen formal strengen Voraussetzungen (= eingipflig symmetrische Verteilung und Varianzhomogenität bzw. vergleichbare Streuung), was oft erst z.B. an der dritten Stelle für p hinter dem Komma erkennbar ist. Beim *t-Test für paarige (verbundene) Stichproben,* also z.B. für den Vergleich von mehrfachen Messungen bei den identischen Patienten (es wurde mehrmals zu unterschiedlichen Zeiten der Puls gemessen o.ä. mehr), gelten ansonsten die gleichen Voraussetzungen.

Mit dem *F-Test auf Varianzengleichheit* können Prüfungen auf vergleichbare Streuungen der Verteilungen durchgeführt werden, also Testvergleiche zweier Varianzen aus näherungsweise normalverteilten Stichproben. Die Prüfung auf eingipflig symmetrische Verteilung (= näherungsweise „Normal"verteilung) kann z.B. mit dem *Chi²-Test* erfolgen. Der *U-Test nach Wilcoxon-Mann-Withney* ist wohl der bekannteste „Nicht-Parametriker". Er ist sozusagen das „verteilungsfreie" bzw. „verteilungsunabhängige" Pendant zum t-Test für unverbundene Stichproben, die der gleichen Grundgesamtheit entstammen. Noch etwas trennschärfer ist allerdings i.a. der *Kolmogoroff-Smirnov-Test* (fast schon ein „Parametriker"). Der *Mantel-Haenszel-Test* ist ein Verfahren zur Analyse von ordinalen Skalenreihen bzw. Mehrpunktskalen mit diskreten Zahlenwerten (Scores) wie z.B. 1, 2, 3, 4 etc., die ihrem Wert nach sortiert werden können (Rangordnung). Der *LogRank-Test* ist eng verwandt mit dem sog. Mantel-Haenszel-Verfahren und wird z.B. in unterschiedlichen Varianten für den Vergleich von Überlebenszeitschätzungen eingesetzt. Für den Vergleich von (im allgemeinen ordinalen) verbundenen Datenreihen, z.B. bei psychometrischen Skalen, kann eine *Friedmann-Analyse* durchgeführt werden (für den Fall lediglich binomialer Merkmalsausprägungen ist diese identisch mit Cochrans Q-Test). *Fishers exakter Test* empfiehlt sich als Vierfeldertest für „besonders kleine" binomiale (und damit allerdings auch entsprechend aussageschwache) Stichproben ansonsten wird für solche Stichproben der *Chi²-Vierfeldertest* eingesetzt. Daneben existieren neben weiteren relativ einfachen Tests zahlreiche äußerst komplexe Test-Modelle wie die multivariate Varianz- und Kovarianzanalyse etc. Exemplarische Test-Anwendungen finden sich in den Kapiteln zu Korrelation und Regression sowie zur Überlebenszeitanalyse.

Normalitätsprüfung

Um die Anwendbarkeit parametrischer Auswertungsmethoden zu überprüfen, ist es grundsätzlich empfehlenswert, die geforderten Verteilungseigenschaften zu analysieren, ggf. mit den sog. Residuen (nur mit $[(x_i\text{-Mittelwert})/s]$). Eine ausführliche Einführung in die Residuenanalyse einschließlich der Darstellung und Ableitung aller Formeln und Rechenwege findet sich z.B. in Abt (1981a), und der Begriff „Normalität" wird in Kap. 5 noch detailliert diskutiert. Die graphische Prüfung auf Normalität der Residuen kann z.B., wie bereits oben erläutert, durch Darstellung der Häufigkeitsverteilung im Histogramm oder im Wahrscheinlichkeitspapier erfolgen. Numerische Möglichkeiten der Normalitätsprüfung sind z.B. diejenigen über das 3. und 4. Moment bzw. über Schiefe und Exzeß oder mit dem Chi^2-Test. Von den vielen Tests zur Untersuchung der Abweichungen einer kleineren Stichprobe von der Normalverteilung bietet sich der von Shapiro und Wilk (Abt 1981b) als optimal für die Prüfung auf Normalität der Residuen an. Die Auswahl eines geeigneten Tests zum Vergleich unserer Stichproben hängt selbsverständlich vom Ergebnis einer solchen Überprüfung ab (weiterführende Literatur s. Literaturverzeichnis).

Modalwert und Median

Durch abweichende Verteilungseigenschaften und Ausreißer bedingt zeigen Stichproben häufig, daß der arithmetische Mittelwert als Lagemaß der Mitte für die weitere Bewertung nicht geeignet ist. Als alternatives zu vergleichendes Lokalisationsmaß bietet sich der Modalwert an, also der am häufigsten auftretende Wert einer Stichprobe (Abb. 3). Kommen aber in den Stichproben fast alle Werte nur einmal vor, könnten nur einzelne Klassen, aber keine Einzelwerte selbst verwendet werden. Als wirklich prakti-

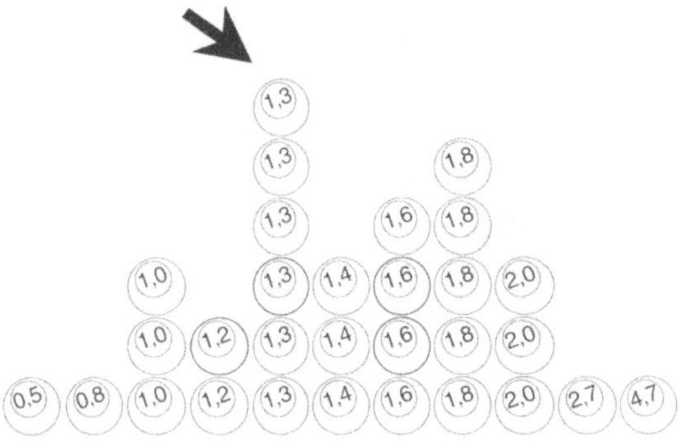

Abb. 3. Der Modalwert ist der am häufigsten auftretende Wert einer Stichprobe. Ihn anzuwenden lohnt sich nur, wenn die Mehrheit der Werte mehr als einmal vorkommt, ansonsten sollten besser einzelne Klassen bzw. Intervalle, aber keine Einzelwerte selbst als Maß für den Modalwert dienen. Bei nur zweiseitigen Fragestellungen (z.B. von der Art: „Haben Sie Kinder?", Ja/Nein) ist er eher ungeeignet. In diesem Beispiel entspricht die Kugel mit der Zahl 1,3 dem Modalwert (gelegentlich auch Modus genannt). Der Mittelwert beträgt hier etwa 1,6 und der Median 1,4 (= Mittelwert zwischen der 15. und 16. Kugel der Größe nach geordneten 30 Kugeln (vgl. Abb. 4 und 5)).

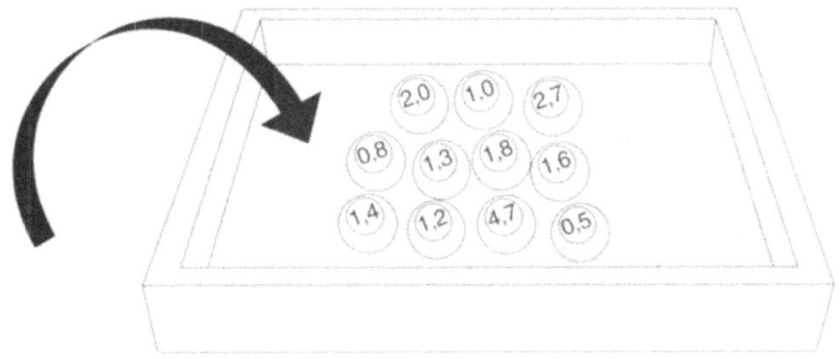

Abb. 4. Zufällige empirische Reihenfolge. Unsere Meßwerte erhalten wir in der Regel zunächst in einer vergleichbar losen Reihenfolge, als ob man einen Korb mit Kugeln auf einem Billardtisch ausleert.

kables Maß bietet sich daher der gegen Ausreißer und Verteilungsschwankungen ebenfalls relativ stabile Median an. Er entspricht der mittleren Zahl einer der Größe nach geordneten Zahlenreihe (Abb. 4 und 5).

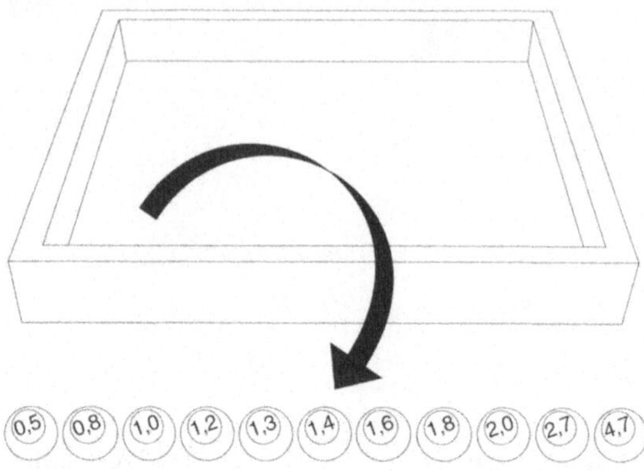

Abb. 5. Der Median ist die mittlere Zahl unserer der Größe nach geordneten Werte, d.h. der Zentralwert einer der Größe nach geordneten Zahlenreihe. Dies wird in der Abbildung durch die der Reihe nach aufsteigend sortierten 11 Kugeln veranschaulicht, wobei der Median dann der Kugel mit der Aufschrift 1,4 entspricht und der Mittelwert ca. 1,7 beträgt. Darin zeigt sich die Ausreißerempfindlichkeit des Mittelwerts, der ohne den stark abweichenden Wert 4,7 etwa deckungsgleich mit dem Median wäre.

Deskriptive diagnostische Gütemerkmale und Vorhersagewerte

Interessanterweise finden sich in der medizinischen Literatur gelegentlich noch bis heute pseudostatistische Begriffe, die längst der Vergangenheit angehören. Am beliebtesten scheinen dabei willkürlich gebildete Quotienten bzw. Anteile und Ausprägungsgrade von diagnostischen Ergebnissen zu sein. Die Sinnlosigkeit solcher „Genauigkeits"-Berechnungen und falsch-negativer wie -positiver „Raten" kann leicht anhand der im folgenden beschriebenen Regeln überprüft werden, zu deren Verständnis einige Erläuterungen vorweggenommen werden sollen.

Wahrscheinlichkeit

Die meisten Beobachtungen in medizinischbiologischen Abläufen können nicht sicher vorausgesagt werden. Allerdings lassen Regelmäßigkeiten dieser Vorgänge genäherte Aussagen zu. Regnet es beispielsweise an 10 Tagen im Dezember eines Jahrs und hat es in den vorhergehenden 20 Jahren an jeweils 8–12 Tagen im Monat Dezember geregnet, so sagt uns diese Erfahrung, daß diese Naturerscheinung nicht völlig unberechenbar zu sein scheint. Wir schließen daher aufgrund der Summe einzelner vergangener (zufälliger) Ereignisse auf zukünftige. Diese Vorgehensweise entspricht der Induktion (die umgekehrte Methode hieße Deduktion). Dabei können wir zwar nicht die exakte Anzahl der Regentage im Dezember des kommenden Jahrs voraussagen, unsere Beobachtung der Häufigkeiten in den Dezembermonaten der vergangenen 20 Jahre erlauben uns jedoch deren Vorhersage mit einer kalkulierbaren Näherung. Solche aus der Empirie gezogenen Schlüsse werden als Schätzungen der Wahrscheinlichkeit bezeichnet. Hat es in 12 von 20 Dezembermonaten der vergangenen Jahre jeweils exakt an 10 Tagen geregnet, so beträgt die geschätzte Wahrscheinlichkeit (w) 60% (w = 12/20 = 0,6), daß es auch im kommenden Dezember an 10 Tagen regnet bzw. beträgt die geschätzte Wahrscheinlichkeit entsprechend 40%, daß es stattdessen an 8, 9, 11 oder 12 Tagen regnet.

Vorhersagewert (prädiktiver Wert)

Leider sind die Schlußfolgerungen aus Beobachtungen in der Natur nicht immer so eindeutig, wie die der Anzahl von Regentagen. Um aber bei diesem einfachen Beispiel zu bleiben, wird der Ausdruck „Regen" durch den umfassenderen Begriff „Niederschläge" erweitert, und diese Niederschläge würden im folgenden Dezember auch tatsächlich an 10 Tagen auftreten. Allerdings regnete es tatsächlich nur an 7 Tagen *(richtig-positiv)* und an den 3 anderen Tagen schneite es statt dessen *(falsch-positiv)*. Von den 10 Tagen mit Niederschlägen korrespondierten also nur 7 von 10 mit der richtig-positiven Merkmalsausprägung Regen. Das berechenbare Maß für die Qualität dieses Ergebnisses liefert der Koeffizient für den Vorhersage- bzw. *prädiktiven Wert* („predictive value"):

$$\text{Prädiktiver Wert (positiv)} = \frac{\text{richtig-positiv}}{\text{richtig-positiv} + \text{falsch-positiv}}$$

Diese Art der Berechnung kann jedoch nicht nur zur Beurteilung eines positiven Werts (*Vorhersagewert* eines positiven Ereignisses oder – in der Medizin geläufiger – *einer positiven Diagnose*), sondern auch zu der eines negativen Werts herangezogen werden (*Vorhersagewert* eines negativen Ereignises bzw. *einer negativen Diagnose*):

$$\text{Prädiktiver Wert (negativ)} = \frac{\text{richtig-negativ}}{\text{richtig-negativ} + \text{falsch-negativ}}$$

Wie damit gezeigt wurde, reicht zur Beurteilung einfacher Wahrscheinlichkeiten und der Bewertung experimenteller Beobachtungen oft einfachste Algebra aus. Das obige Beispiel mit Niederschlag und Regen läßt sich entsprechend z.B. auf diagnostische Fragestellungen in der Medizin übertragen (vgl. S. 30–34).

Validität (Gültigkeit)

Der Begriff Validität wird synonym mit dem Ausdruck Gültigkeit gebraucht. Die Gültigkeit von getroffenen diagnostischen Aussagen läßt sich aus statistischer Sicht qualitativ und quantitativ bewerten. Medizinische Aussagen oder Meßergebnisse und -verfahren entsprechen also nicht nur empirisch qualitativ einer „gewissen" einschätzbaren Treffgenauigkeit (Verzerrung) und Zuverlässigkeit (Wiederholungsgenauigkeit), sondern deren Ausprägung ist mit den im folgenden erläuterten Koeffizienten Sensitivität und Spezifität auch quantitativ überprüfbar.

Spezifität und Sensitivität, Fehler 1. und 2. Art

Zur Beurteilung der Güte einer statistischen Aussage stehen noch einige weitere einfach berechenbare Koeffizienten zur Verfügung. Am häufigsten begegnen dem Anwender die Begriffe Fehler 1. und 2. Art. Diese werden nicht nur bei statistischen Testverfahren angewendet, sondern ebenso bei der deskriptiven Bewertung der Gültigkeit und Zuverlässigkeit diagnostischer Verfahren. Beide Fehler ergeben sich aus der Berechnung von Spezifität und Sensitivität. Die Sensitivität gibt das Ausmaß an, mit dem durch das Untersuchungsverfahren die Kranken richtig erkannt werden:

$$\text{Sensitivität} = \frac{\text{richtig-positiv}}{\text{richtig-positiv} + \text{falsch-negativ}}$$

Die Spezifität gibt demgegenüber das Ausmaß an, mit dem durch ein Untersuchungsverfahren Gesunde bzw. Nichtkranke eines Kollektivs richtig erkannt bzw. unterschieden werden:

$$\text{Spezifität} = \frac{\text{richtig-negativ}}{\text{richtig-negativ} + \text{falsch-positiv}}$$

Der Fehler 1. Art (entspricht falsch-positiv) gibt entsprechend das Risiko an, mit dem fälschlich ein Gesunder als krank beurteilt wird (Irrtumswahrscheinlichkeit α):

Fehler 1. Art = 1 – Spezifität

Der Fehler 2. Art (entspricht falsch-negativ) gibt entsprechend das Risiko an, mit dem fälschlich ein Kranker als gesund beurteilt wird (Irrtumswahrscheinlichkeit β):

Fehler 2. Art = 1 – Sensitivität

Mit diesen sechs Berechnungen (inkl. den Vorhersagewerten) läßt sich also recht einfach die Qualität oder Güte eines diagnostischen Verfahrens beurteilen (vgl. Tabellen 1 und 3)[5].

---

[5] Zur Ermittlung der Sensitivität sind nur „Kranke", für die Spezifität nur „Gesunde" notwendig. Bei den prädiktiven Werten werden dagegen beide Merkmalsausprägungen benötigt. Um Verzerrungen der prädiktiven Werte zu vermeiden, sollte daher der Stichprobenumfang beider Gruppen gleich groß sein.

Tabelle 1. Deskriptive diagnostische Gütemerkmale. Zuordnung der Begriffe Sensitivität, Spezifität, Fehler 1. und 2. Art sowie prädiktiver Wert.

Korrigierte, also wahre Diagnose oder Vorhersage	Bewertungskriterium
Wirklich krank	Sensitivität
Fälschlich krank	Fehler 1. Art (falsch-positiv)
Wirklich gesund	Spezifität
Fälschlich gesund	Fehler 2. Art (falsch-negativ)
Krankheit richtig vorhergesagt	Prädiktiver Wert einer positiven Diagnose
Gesundheit richtig vorhergesagt	Prädiktiver Wert einer negativen Diagnose

Allerdings muß kritisch berücksichtigt werden, daß ein Arzt in vielen Fällen durch subjektiv unterschiedliche Auslegung der Bewertungskriterien einen direkten Einfluß auf das Ergebnis nehmen und damit alle 6 Resultate verändern kann. Hierbei gilt, daß mit steigendem Fehler 1. Art der Fehler 2. Art kleiner wird und umgekehrt, ebenso wie abnehmende Spezifität zunehmende Sensitivität bedeutet und umgekehrt. Diese Zusammenhänge werden, abhängig von den Ergebnissen mit einem diagnostischen Verfahren, in empirisch ermittelten sog. ROC-Kurven dargestellt bzw. können darin gut erkannt werden (ROC = „Relative Operator Characteristic", Operatorannahme Kennlinie; hier als Sensitivität-Spezifität-Diagramm, Abb. 6, vgl. Kardaun u. Kardaun 1990). Bei verschiedenen Screeningverfahren zur Krebsvorsorge werden solche Kurven heute zunehmend zur Unterstützung der Beurteilungen herangezogen.

Beispiel: Vergleichende Untersuchung von Stagingmethoden

Als Beispiel diene eine etwa vor 6 Jahren in unserer Urologischen Klinik durchgeführte vergleichende Untersuchung des korrekten

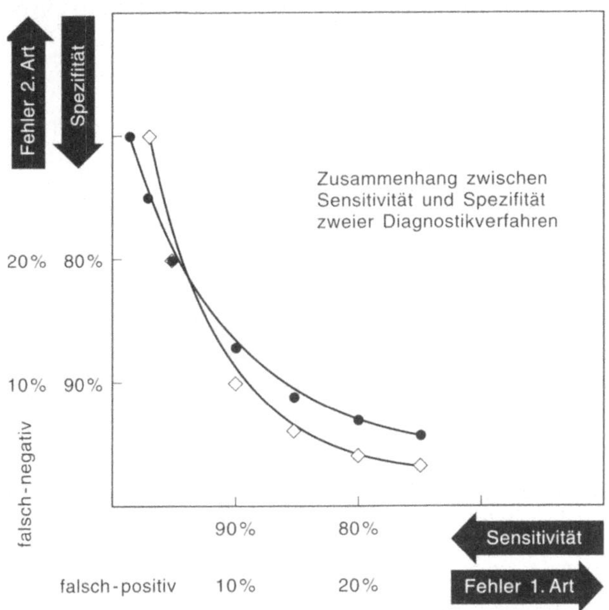

Abb. 6. ROC-Kurven. Die Zusammenhänge zwischen empirisch ermittelter Sensitivität und Spezifität zweier Diagnostikverfahren, z.B. für das Krebsscreening, können in ROC-Kurven gut erkannt werden (ROC = „Relative Operator Characteristic", Operator-Annahme-Kennlinie; hier das Bild der Operationscharakteristik eines Sensitivität-Spezifität-Diagramms). Je nach Achsenausrichtung können die resultierenden Funktionen y = f(x) bzw. x = f(y) gegenüber den Verläufen in der Abbildung auch spiegelverkehrt oder auf dem Kopf stehend verlaufen.

Stagings der Untersuchungsmethoden TPS, CT und Palpation bei Patienten mit einem Prostatakarzinom. Die Fragestellung lautete:
- Wie verläßlich ist durch jede einzelne der 3 Untersuchungsmethoden ein pT3-Prostatakarzinom von den Stadien pT1–2 abgegrenzbar, bzw. wie verläßlich wird es erkannt (Sensitivität)?
- Kann sie die Gesunden – bzw. in unserem Fall mit geänderter Fragestellung die Patienten ohne Kapselpenetration (pT1–2) – abgrenzen (Spezifität)?

– Wie zuverlässig ist dabei die Vorhersage in dem einen oder anderen Fall (prädiktiver Wert der positiven und der negativen Diagnose)?

Alle Untersuchungen – Histologie, Sonographie (TPS = transrektale Prostatasonographie), Computertomographie (CT) und Palpation – sind miteinander „verbunden", d.h. sie beziehen sich auf eine gemeinsame Grundgesamtheit: 50 Patienten vor radikaler Prostatovesikulektomie, d.h. es wurden alle Tests bei jedem Patienten durchgeführt bzw. bei jeder Untersuchung waren alle Patienten betroffen. Die absoluten *Ergebnisse* sind in Tabelle 2 dargestellt. Aus „richtig-positiv" und „tatsächlich pT3" läßt sich durch einfache Subtraktion auf „falsch-negativ" schließen und entsprechend aus „richtig-negativ" und „tatsächlich pT1–2" auf „falsch

Tabelle 2. Beobachtung „richtig- und falsch-positiv" sowie „richtig- und falsch-negativ" bei 3 Diagnostikmethoden beim Prostatakarzinom. Untersuchung des vergleichenden pT3-Prostatakarzinom-Stagings mittels TPS, CT und Palpation.

Untersuchungsergebnise	Untersuchungsmethode	Patienten (n)
Tatsächlich pT_3	Histologie (Referenz)	25
Tatsächlich pT_{1-2}	Histologie (Referenz)	25
Richtig-positiv	TPS	18
(bestätigte korrekt pT_3, lehne pT_{1-2} ab)	CT	8
	Palpation	4
Falsch-positiv	TPS	2
(pT_3 annehmen, obwohl pT_{1-2})	CT	7
	Palpation	8
Richtig-negativ	TPS	23
(bestätige pT_{1-2}, lehne pT_3 korrekt ab)	CT	18
	Palpation	17
Falsch-negativ	TPS	7
(lehne pT3 ab, obwohl pT3)	CT	17
	Palpation	21

positiv". Sensitivität (pT3 korrekt bestätigen, pT1–2 korrekt ablehnen) und Spezifität (pT3 korrekt ablehnen, pT1–2 korrekt bestätigen) sowie Präoperative Prädiktion für die Prostatakapselpenetration (pT3) ergaben, abhängig von der Untersuchungsmethode, entsprechend die in Tabelle 3a, b aufgeführten Resultate. Daraus ergibt sich die abschließende statistische Bewertung: Beim Staging sind die Stadien pT1–2 relativ sicher erfaßbar (korrektes Staging für pT1–2 hierbei proportional der Spezifität für pT3: TPS 92%, CT 72%, Palpation 68%). Dagegen ist pT3 schwerer darstellbar (korrektes Staging für pT3 hierbei proportional der Sensitivität für pT3: TPS 72%, CT 32%, Palpation 16%). Als Maß für die Verläßlichkeit der Diagnose pT3 oder für den Wert dieser Vorhersage gilt die Bestimmmung des prädiktiven Werts: Die präoperative Prädiktion für die Prostatakapselpenetration – also für das histologisch gesicherte Staging pT3 – bei 50 Patienten vor radikaler Prostatovesikulektomie, ergab für die Ultraschalldiagnostik (TPS, transrektale Prostatasonographie) einen Vorhersagewert von 90% im Fall eines positiven und 77% im Fall eines negativen Befunds. Bei der röntgentechnischen Computertomographie (CT) ergaben sich die Vorhersagewerte 53% bzw. 51% und bei der Palpation nur noch die Werte 33% und 45%.

Fazit: Die transrektale Prostatasonographie eignet sich daher gut für die präoperative Diagnostik bei Patienten mit einem Prostatakarzinom im Stadium der Kapselpenetration, während der Stellenwert der Computertomographie nur eingeschränkt ist und die Palpation nur der Orientierung dienen kann.

Bis zu einem gewissen Umfang können also die hier dargestellten Qualitätsmerkmale auch zum Vergleich von Diagnostikverfahren verwendet werden, um beispielsweise deren jeweiligen prognostischen Wert für die Vorhersage einer bösartigen Geschwulst zu untersuchen. Zur vertieften Analyse von Prognosefaktoren sind allerdings trennschärfere und aufwendigere Verfahren notwendig, z.B. die verschiedenen Verfahren zur Regressionsanalyse (logistische Regressionsanalyse, Cox-Regressionsanalyse etc.), Konfigurations-Frequenz-Analyse und andere mehr.

Tabelle 3. a Vergleichende Beurteilung der Qualität des pT3-Prostatakarzinom-Stagings. Sensitivität, Spezifität, Fehler 1. und 2. Art sowie prädiktiver Wert von TPS, CT und Palpation.

	Referenz: Histologie (Annahme) [%]	TPS [%]	CT [%]	Palpation [%]
Sensitivität	100	72	32	16
Fehler 2. Art	0	28	68	84
Spezifität	100	92	72	68
Fehler 1. Art	0	8	28	32
Prädiktiver Wert einer positiven Diagnose	100	90	53	33
Prädiktiver Wert einer negativen Diagnose	100	77	51	45

Tabelle 3. b Bedeutung der Ergebnisse und Ableitungen der prädiktien Werte am Beispielparameter CT.

Sensitivität	Spezifität
(zur Bestimmung waren hierbei nur hinsichtlich des pT3-Stadiums tatsächlich Erkrankte notwendig)	(zur Bestimmung waren hierbei nur hinsichtlich des pT3-Stadiums „Gesunde" nötig)
32%	72%
➡ 68% der pT3-Erkrankten wurden übersehen	➡ 28% wurden fälschlicherweise als pT3-Erkrankte interpretiert
Prädiktiver Wert einer neg. Diagnose, PWN	Prädiktiver Wert einer pos. Diagnose, PWP
51% = [72/(72+68)] · 100	53% = [32/(32+28)] · 100
➡ Das pT3-Stadium wurde in 49% der Fälle unterschätzt (understanging), 51% aller pT3-negativen Testergebnisse trafen zu.	➡ Das pT3-Stadium wurde in 47% der Fälle überschätzt (overstaging), 53% aller pT3-pos. Testergebnisse trafen zu.

3 Die Prüfung des Zusammenhangs voneinander abhängigen Beobachtungen. Regression und Korrelation

A. J. W. Goldschmidt

Wie im vergangenen Kapitel ersichtlich wurde, wird unser Leben maßgeblich von empirisch-statistisch begründeten Entscheidungen beeinflußt. Bereits unser tägliches Wahrnehmungsvermögen ist statistisch geprägt und jeder Mensch hat mehr oder weniger bewußt und unbewußt mit Statistik zu tun. Die Formulierung der Wahrscheinlichkeitsrechnung gemäß dem heutigen Verständnis begann vermutlich erst im 17. Jahrhundert mit Fermat[6] und Pascal[7], die dazu v.a. durch das damals schon weitverbreitete Glücksspiel mit Würfeln angeregt wurden. Dies, obwohl statistische Regeln bereits erheblich länger bekannt waren. So fanden beispielsweise schon vor mindestens 5000 Jahren Volkszählungen in Ägypten statt. Sehr bald entstand auch der Wunsch nach möglichst leicht verständlicher graphischer Darstellung der gewonnenen Informationen. Gelungene Ergebnisse der konsekutiven Bemühungen in neuerer Zeit sind z.B. das *Klassenbesetzungsdichtediagramm* (s. Abb. 1) und die von Gauß gemäß dem *Gesetz der großen Zahl* und dem *zentralen Grenzwertsatz* entdeckte *Glockenkurve* (Gauß-Fehlerintegral, vgl. Abb. 2). In diesem Kapitel soll erläutert werden, wie der Zusammenhang zwischen verschiedenen, voneinander abhängigen Beobachtungen dargestellt und dadurch *mittels einer Variablen eine 2.* vorhergesagt werden kann. In Abb. 7 werden die wichtigsten Begriffe genannt.

---

[6] Pierre de Fermat (französischer Mathematiker, 1601–1665).
[7] Blaise Pascal (französischer Mathematiker und Philosoph, 1623–1662).

Regression, Regressionsanalyse, lineare Regression, Regressionsgerade bzw. -funktion (1. und 2. Art), Regressionskoeffizient (Steigung b, „slope"), Schwerpunkt (Schnittpunkt c mit der Ordinate, „intercept"), Korrelation, Korrelationskoeffizient r (Maß- bzw. Produktmomentkorrelationskoeffizient r nach Pearson), Spearman-Rangkorrelationskoeffizient r_s, Pearson-Kontingenzkoeffizient, Assoziationskoeffizient (z.B. der interspezifische Assoziationskoeffizient nach Cole), Klassenbesetzungsdichtedigramm (vgl. Abb. 1), Glockenkurve (Gauß-Fehlerintegral, vgl. Abb. 2), Urliste, $r \cdot s$- bzw. Zwei-Wege-Tafel (Korrelationsmatrix, Kontingenztafel, Mehrfeldertafel,$2 \cdot$ 2- oder Vierfeldertafel), Kontingenz, Intervall bzw. Klassenbreite und Klassenmitte (vgl. Kap. 2), Punktwolke (Streuungs-, Scatter- bzw. Korrelationsdiagramm), bivariate bzw. bivariable Verteilung, *un*abhängige Variable x (= Regressor), abhängige Variable y (= Regressand), Modellwerte, Signifikanzprüfung (*F*- und *t*-Test), Varianzanalyse, Residuenanalyse (vgl. Kap. 2), nichtlineare Zusammenhänge, Polynom, Polynomanpassung bzw. -funktion, Splineapproximation und -interpolation

Abb. 7. Schlüsselworte. Alle wesentlichen Stichworte in diesem Kapitel.

Lineare Regression und Korrelation

Bei medizinischen Sachverhalten werden meistens nicht nur eine, sondern mehrere Größen oder Variable (= Zufallsvariable) festgelegt, um deren gegenseitige Abhängigkeiten zu untersuchen. Im einfachsten Fall werden *zwei* gleichzeitig beobachtete Größen *(bivariate oder bivariable Verteilung)* auf ihre gegenseitige Abhängigkeit untersucht bzw. ein eventueller linearer funktionaler Zusammenhang geschätzt. Bei einseitiger Betrachtungsweise gibt es hierbei eine *unabhängige* Variable *(Regressor = x)*, von der eine zweite *abhängig* ist *(Regressand = y)*. Daher rührt auch die Formulierung „y von x" oder „y auf x". Zum besseren Verständnis soll ein einfaches, reales Beispiel dienen (Nattermann et al. 1992) für das folgende Berechnung durchgeführt wurde:
Beispiel: Bei Patienten mit portaler Hypertension wurde das Ausmaß ihrer Ösophagusvarizen (= Öv-Grad) als *unabhängige* Variable x definiert. Im vorliegenden Fall handelt es sich um ein *dis-*

kretes Merkmal mit den 4 möglichen Ausprägungen 0, I, II und III. Es wurde untersucht, ob die Dicke der V. azygos (y = V.-azygos-Durchmesser) vom Öv-Grad *abhängig* ist.

Die 50 Meßwerte wurden zunächst aus der ursprünglichen Werteliste *(Urliste)* in Klassen von 0,5-mm-Intervallen in eine *Kontingenztafel* übertragen *(Tabelle 4)*. Die *Kontingenz* ist als Synonom für *Häufigkeit* per Definition eigentlich die Differenz zwischen der berechneten und der erwarteten Häufigkeit. In der Kontingenztafel gem. Tabelle 4 entsprechen die Kontingenzen den beobachteten absoluten Häufigkeiten. Die Begründung für eine Klassenbildung ist Kap. 1 zu entnehmen. Zur Unterscheidung: Unter einer *Korrelationsmatrix* versteht man dagegen eine Matrix

Tabelle 4. Kontingenztafel. Zuordnung der absoluten Häufigkeiten in den einzelnen Klassen für den Gefäßdurchmesser [mm] der V. azygos zum Ausprägungsgrad der Ösophagusvarizen (Öv-Grad 0–III).

V.-Acygos-Durchmesser (Klassenmitte)	Öv-Grad				Gesamt
	0 (Häufigkeit)	I (Häufigkeit)	II (Häufigkeit)	III (Häufigkeit)	(Zeilensumme)
4	6	1			7
4,5	8	3			11
5	3	5			8
5,5	2				2
6			1		1
6,5			4		4
7	1	1	5		7
7,5			1	3	4
8			1		1
8,5				1	1
9					0
9,5				1	1
10				1	1
10,5			1		1
11				1	1
Gesamt (Spaltensumme)	20	10	13	7	50

von Korrelationskoeffizienten, auf die im folgenden nicht näher eingegangen wird. Die hier vorgestellte Kontingenztafel ist eine Mehrfeldertafel, in der die absoluten Häufigkeiten der gefundenen Werte der abhängigen Variablen den entsprechenden Ausprägungen der *un*abhängigen Variablen in Spalten (s) und Reihen (r) zugeordnet werden. Solche Tabellen bezeichnet man gelegentlich auch als *r · s*- oder *Zwei-Wege-Tafeln*. Als Klassenbreite (= *Intervall*) für die Bestimmung der Gefäßdurchmesser wurde 0,5 mm, z.B. 4,75–5,25 mm gewählt. In der Tabelle ist allerdings, dem sonographischen Meßfehler angemessen, statt des jeweiligen Intervalls nur dessen Mitte angegeben (= *Klassenmitte*).

Trägt man diese Werte in einem Koordinatensystem ein, so ergibt sich eine *Punktwolke*, auch *Streuungs-*, *Korrelations-* oder *Scatterdiagramm* genannt, durch die zur besseren Übersicht eine passende (berechnete) Linie gezogen wird:

Aufgrund unseres optischen Eindrucks unterstellen wir einen annähernd linearen Zusammenhang, den wir durch eine Gerade darstellen wollen, die man als *lineare Regression* bezeichnet. Dabei sollte die Streuung in y-Richtung um die Gerade nicht zu groß sein und keine auffälligen Muster zeigen, z.B. in U-, W- oder Sinusform etc. (= Modellverletzung), denn damit würde die Voraussetzung für die vermutete Linearität fehlen. Dessen Güte sollte jedoch nicht nur graphisch, sondern zusätzlich mit dem sog. *Korrelationskoeffizienten* untersucht werden. Bei Zweifeln daran, die hier übrigens nicht unberechtigt sind, müssen die Residuen überprüft werden, denn diese sollten unabhängig von x sein. Zudem sollten die gefundenen Ergebnisse schließlich noch auf *Signifikanz* geprüft werden. Doch dazu später im Detail (Seite 46). Sehen wir uns zunächst einmal unser graphisches Ergebnis an (s. Abb. 8).

Interpretation

Unter Berücksichtigung der häufigkeitsbedingten Gewichtungen der Punktwolke bei den vier X-Achsenabschnitten ist das Ergebnis einigermaßen akzeptabel. Die Regressionsgerade ($y = bx + c$) entspricht der Funktion $y = 1{,}26x + 4{,}44$ (s. Abb. 8). Hierbei bedeutet b die Steigung der Geraden (= *Regressionskoeffizient*,

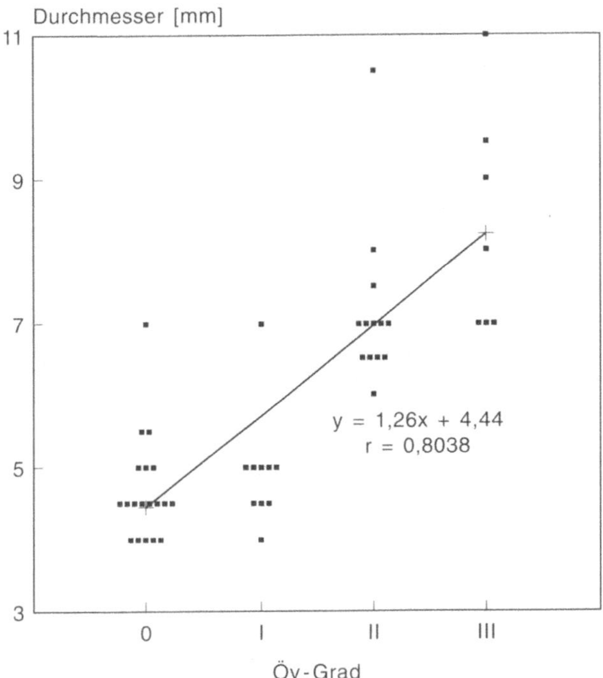

Abb. 8. Lineare Regressionsgerade bei der Darstellung des Zusammenhangs zwischen dem Gefäßdurchmesser der V. azygos (mm) und dem Ausprägungsgrad der Ösophagusvarizen (Öv-Grad 0–III).

tan α oder engl.: „slope") und *c* den Schnittpunkt der Geraden mit der Ordinate bzw. Y-Achse (= *Schwerpunkt* bei X = 0, *Absolutglied* oder engl.: „intercept"; im Englischen meist mit dem Buchstaben *a* statt *c* gekennzeichnet). Lediglich im Bereich des Öv-Grads I ist eine leicht störende Streuung nach unten festzustellen, die exakterweise zu einer Polynomfunktion mit zunächst sanfterem Anstieg und erst späterem, dafür etwas steilerem annähernd linearem Verlauf führen würde. Wie erwähnt, wird aber die rechnerische Stärke des linearen Zusammenhangs durch den Korrelationskoeffizienten r dargestellt, dessen Wert zwischen −1 und +1 liegen kann: 0 = kein linearer Zusammenhang und +1 = positiver

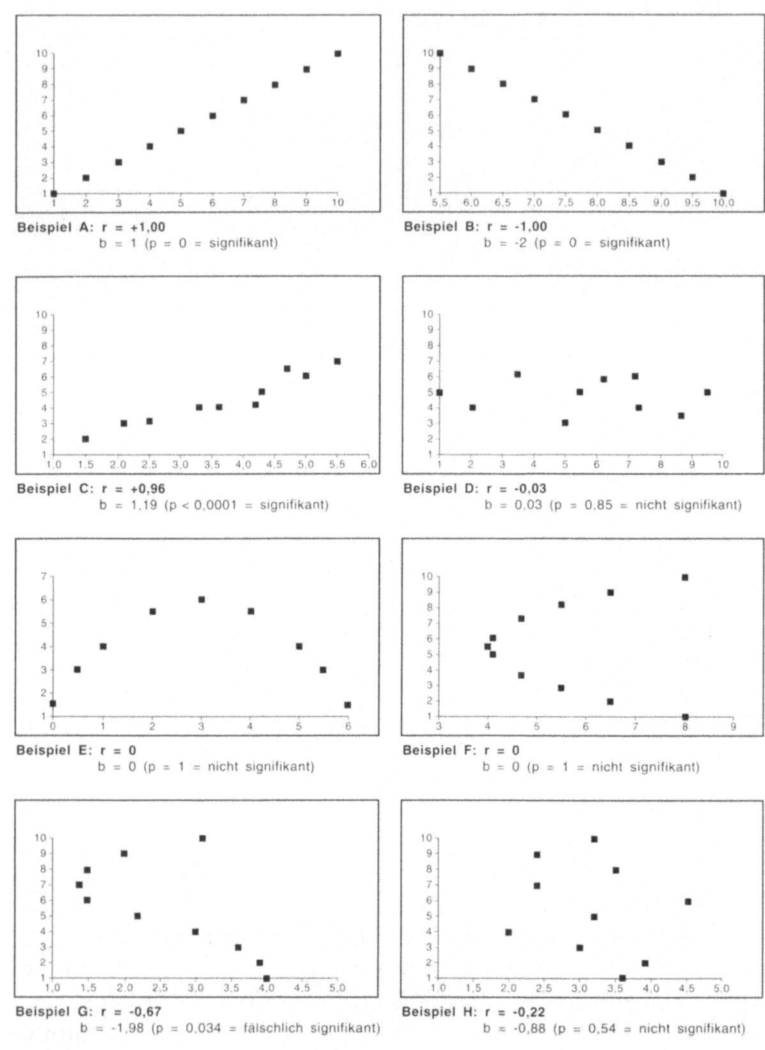

Abb. 9. Acht Streuungsdiagramme mit jeweils zugehörigem Korrelationskoeffizienten.

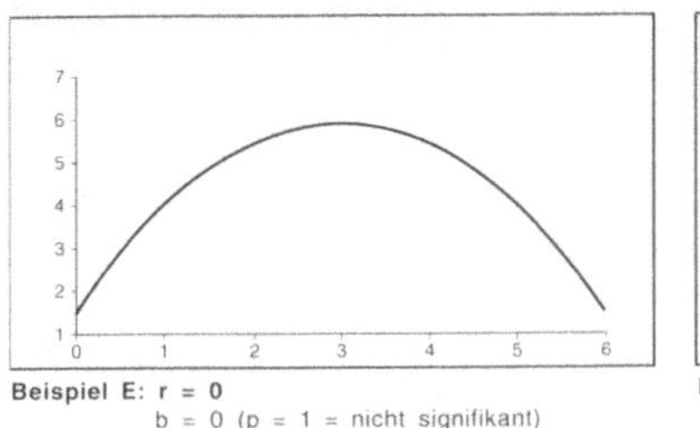

Beispiel E: r = 0
b = 0 (p = 1 = nicht signifikant)

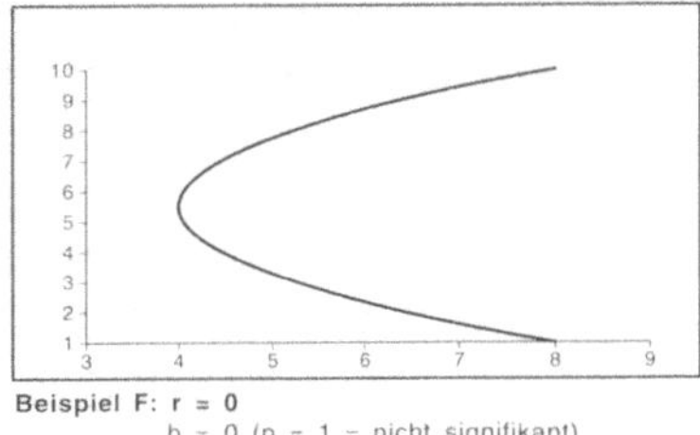

Beispiel F: r = 0
b = 0 (p = 1 = nicht signifikant)

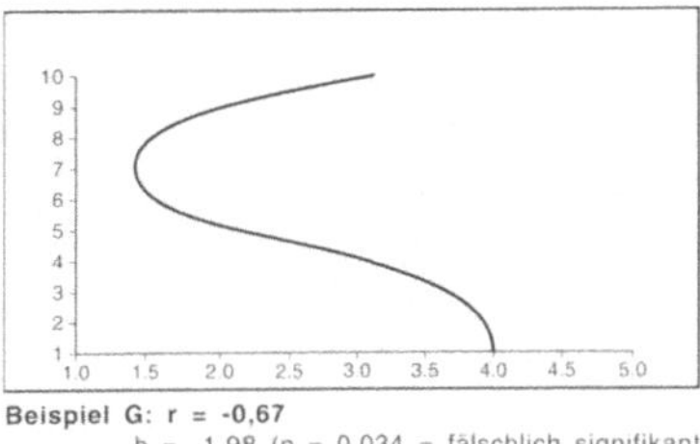

Beispiel G: r = -0,67
b = -1,98 (p = 0,034 = fälschlich signifikant)

Abb. 10. Darstellung der Beispiele E, F, und G aus Abb. 9 als Liniendiagramme zur Verdeutlichung ihrer geometrischen Verläufe. Merke: Die Schätzungen des Korrelationskoeffizienten r sowie des Regressionskoeffizienten b sind in unserem Beispiel nur bei Linearität sinnvoll und sollten daher in ihrer Bedeutung weder über- noch falsch eingeschätzt werden. Siehe dazu die Beispiele E und F sowie v.a. auch das Beispiel G mit fälschlich signifikantem Regressionskoeffizienten b.

bzw. -1 = negativer 100%iger bzw. eindeutiger linearer Zusammenhang, der innerhalb von medizinisch-biologischen Studien eigentlich nie beobachtbar ist (Abb. 9 und 10). Der errechnete Wert von etwa r = 0,8 (s. Abb. 8) zeigt daher einen erstaunlich deutlichen linearen Zusammenhang, der aufgrund des vorherigen graphischen Eindrucks in dieser Höhe eher überrascht.

Besonderheiten des Beispiels

Das Beispiel ist deshalb nicht ganz einfach, da strenggenommen zwischen den subjektiven, mehr oder weniger willkürlichen Unterteilungen des Ösophagusgrads *stetige* Abstufungen im Sinne einer *metrischen* Skala vorhanden sind und daher der scheinbar ordinale Charakter dieser Einflußgröße nur artifiziell ist. Für rein ordinale Daten wäre nämlich sonst die durchgeführte lineare Regression kein gutes Beispiel aus der Literatur. Im Beispiel liegen damit 2 Variable mit unterschiedlichem Skalenniveau vor, nämlich x mit ordinalen und y mit metrischen Daten. Für solch einen seltenen Fall wird strenggenommen ein abgewandelter Korrelationskoeffizient berechnet, der z.B. mit dem Kürzel *eta* gekennzeichnet wird. Die Hintergründe dafür sollen hier aber nicht näher erläutert werden. Es reicht zunächst, wenn die Abhängigkeit der korrelativen Zusammenhänge vom Skalenniveau und damit die Notwendigkeit der passenden Auswahl des Berechnungsverfahrens klar geworden ist. Die Berechnung von r nach Pearson ist deshalb akzeptabel, weil zwischen den 4 mehr oder weniger willkürlich festgelegten Ausprägungen des Öv-Grads unendlich viele Abstufungen im Sinne einer metrischen (Intervall- oder Verhältnis-)Skala denkbar sind.

Da die Werte des Regressors x vor dem Versuch festgelegt werden konnten, handelt es sich im Beispiel um eine *Regressionsfunktion 1. Art,* auch „wahre" Regressionsfunktion oder „wahrer" Ansatz genannt. Häufiger kommt es allerdings vor, daß der Regressor nicht bekannt ist und dann mittels approximativer Regressionsfunktion (lineare oder polynomiale Funktion) ermittelt werden muß, wie noch gezeigt wird. Ist neben y also auch x und damit die Gestalt ihres funktionellen Zusammenhanges völlig unbekannt, so spricht man von *Regressionsfunktion 2. Art.*

Hintergründe zur linearen Regression und Korrelation

Zunächst einige kurze Erläuterungen der mathematischen Hintergründe für die bereits vorgestellte lineare Regressionsgerade und den zugehörigen Korrelationskoeffizienten zweier abhängiger Variabler. Die Berechnung solch statistischer Zusammenhänge hängt vom Skalenniveau ab. Für qualitative Merkmale bzw. nominale und ordinale Daten wird z.B. der *Pearson-Kontingenzkoeffizient* berechnet. Allerdings kann stattdessen für den Fall nominaler Merkmale mit jeweils nur 2 Ausprägungen (entsprechend einer *2 · 2-* oder *Vierfeldertafel* als Sonderfall der Kontingenztafel) auch etwas einfacher ein sog. *Assoziationskoeffizient* berechnet werden, z.B. der *interspezifische Assoziationskoeffizient nach Cole.* Bei ordinalen Daten, die man nach einer Rangfolge ordnen kann, empfiehlt sich ggf. die Berechnung des Rangkorrelationskoeffizienten (*Spearman-Rangkorrelationskoeffizient r_s für ordinale Daten*). Das gilt besonders dann, wenn die beiden Variablen *x* und *y nicht* aus (zumindestens näherungsweise) normalverteilten *Grundgesamtheiten* entstammen. Ansonsten gleichen sich r_s und der im folgenden beschriebene und ausreißerempfindlichere Korrelationskoeffizient *r* nahezu. Aber Vorsicht, auch Spearman setzt Linearität voraus (sie wären also auch nicht in den Beispielen von Abb. 10 adäquat einsetzbar)!

Beim Vorliegen von näherungsweise normalverteilten *metrischen* Daten (= intervall- oder verhältnisskalierte Daten) wird der (Maß-)korrelationskoeffizient berechnet (= Produktmomentkorrelationskoeffizient nach *Pearson,* der allerdings eher als der meistverwendete und eigentlich verfälscht genannte *Korrelationskoeffizient r* bekannt ist), und zwar gemäß folgendem *Schema* (vgl. dazu auch die Formelsammlung in Tabelle 5):

(1) Zunächst werden die Mittelwerte der 2 Variablen x und y berechnet (MW_x und MW_y)

(2) dann wird die Summe der Produkte aller Abweichungen der Einzelwerte beider Variablen von ihren jeweiligen Mittelwerten gebildet (Summe von $[x_i - MW_x] \cdot [y_i - MW_y]$ = Kovarianz Cov_{xy} oder s_{xy}).

(3) Nun wird noch die Summe der Quadrate aller Abweichungen der x-Werte von ihrem Mittelwert berechnet (Summe von $[x_i - MW_x]^2$ = Varianz s_x^2 der Stichprobe mit Nenner = n)

(4) sowie die Summe der Quadrate aller Abweichungen der y-Werte von ihrem Mittelwert (Summe von $[y_i - MW_y]$ = Varianz s_y^2 der Stichprobe mit Nenner = n).

(5) Aus dem Quotienten der Ergebnisse von (2) und (3) wird die *Steigung (b)* der Geraden ermittelt ($b = Cov_{xy}/s_x^2 = \tan \alpha$), auch *Regressionskoeffizient* genannt.

(6) Die Koordinaten des *Schwerpunkts (c)* unserer Punktwolke (= Schnittpunkt der Geraden mit der y-Achse, also bei x = 0) ergeben sich aus der Steigung und den beiden Mittelwerten ($c = MW_y - b \cdot MW_x$).

(7) Der *Korrelationskoeffizient (r),* d.h. wie stark die Punktwolke um die Regressionsgerade streut, ergibt sich schließlich aus

Tabelle 5. Lineare Regression mit Signifikanzprüfung. Formelsammlung für die einfache bivariate lineare Regression (Bedeutungen sind z.T. auch im Text erläutert).

$$b = \frac{\sum\limits_{i=1}^{n} (x_i - \bar{x}) \cdot (y_i - \bar{y})}{\sum\limits_{i=1}^{n} (x_i - \bar{x})^2} = \frac{Cov_{xy}}{s_x^{\,2}} \qquad \text{Regressionskoeffizient (Steigung)}$$

Schnittpunkt der Geraden mit der y-Achse (= Schwerpunkt bei x = 0):

$$c = \bar{y} - b \cdot \bar{x}$$

Abstandsquadratsumme der beobachteten Werte (= Varianz $s_y^{\,2}$):

$$QS_y = \sum\limits_{i=1}^{n} (y_i - \bar{y})^2$$

Abstandsquadratsumme der gemäß der Regressionsdaten vorhersagbaren Werte:

$$QS_{\hat{y}} = \sum\limits_{i=1}^{n} (\hat{y}_i - \bar{y})^2$$

Dies entspricht der Quadratsumme der Differenzen zwischen den gemäß $\hat{y} = bx + c$ ermittelten (= *vorhergesagten* Werten bzw. Modellwerten ($\hat{y}_i$) und dem Mittelwert von y.

Abstandsquadratsumme der Residuen:

$$QS_{Residuen} = \sum\limits_{i=1}^{n} (\hat{y}_i - y_i)^2$$

Residuen (ê) stellen die Differenz der *beobachteten* y-Werte (y_i) zu den aus der Regressionsgerade gemäß $\hat{y} = bx + c$ ermittelten (= *vorhergesagten*) Werten bzw. Modellwerten ($\hat{y}_i$) dar. Da durch die Quadratsumme der Residuen die Abweichungen von den beobachteten y nicht mit Hilfe von x vorausgesagt werden können, wird sie auch als *Fehlerquadratsumme* bezeichnet.

Die Abstandsquadratsumme der beobachteten Werte QS_y entspricht damit der Addition von $QS_{\hat{y}}$ mit $QS_{Residuen}$:

$$QS_y = QS_{\hat{y}} + QS_{Residuen}$$

Die Quadratwurzel aus der Division von $QS_{\hat{y}}$ mit QS_y ergibt schließlich unseren gesuchten Korrelationskoeffizienten:

$$r = \sqrt{\frac{QS_{\hat{y}}}{QS_y}} = \frac{Cov_{xy}}{s_x \cdot s_y}$$

Berechnung des F-Werts (mit n-2 Freiheitsgraden zur Überprüfung der Signifikanz der Steigung bzw. des Regressionskoeffizienten b):

$$F = \frac{QS_{\hat{y}}}{QS_{Residuen}/(n-2)}$$

Berechnung des t-Werts (mit n-2-Freiheitsgraden für die Überprüfung der Signifikanz des Korrelationskoeffizienten r):

$$t = r \cdot \frac{\sqrt{n-2}}{\sqrt{1-r^2}}$$

dem Ergebnis von (2) dividiert durch die Wurzel aus dem Produkt der Ergebnisse von (3) und (4):

$$r = Cov_{xy} / \sqrt{s_x^2 \cdot s_y^2}.$$

Dies entspricht damit dem Quotienten zwischen der Kovarianz und dem Produkt beider Standardabweichungen (Standardabweichung s = Wurzel aus der Varianz s^2)

Damit wurden die Schätzungen des *Korrelationskoeffizienten (r)* und der linearen Funktion der *Regressionsgeraden (y = bx + c)* bereits inhaltlich erklärt: Das Ergebnis in Abb. 8 unseres Beispiels *(y = 1,26x + 4,44)* bedeutet, daß die in der Untersuchung gefundene Gerade eine *Steigung (b)* (bzw. einen *Regressionskoeffizienten)* von 1,26 besitzt (der Tangens von 1,26 entspricht ca. 52° bei gleichabständig unterteilten Koordinatenachsen). Unter Beibehaltung der Annahme einer Linearität wäre also eine Zunahme des Öv-Grads um 1 mit einer Zunahme des V.-azygos-Durchmessers um 1,26 mm verbunden. Der *Schwerpunkt (c)* der Punktwolke liegt bei y = 4,44 (x = 0) und der *Korrelationskoeffizient (r)* beträgt +0,8038. Dessen positives Vorzeichen bestätigt, daß eine Zunahme von x mit einer Zunahme von y verbunden ist *(positive Korrelation)*. Der Wert in Höhe von über 0,8 (bzw. über 80%)

spricht wiederum für eine hohe Wahrscheinlichkeit bzw. eine gute *Vorhersagekraft*, um aus der Ausprägung der einen Beobachtung (= Öv-Grad) auf die der anderen (= V.-azygos-Durchmesser) schließen zu können. Besser interpretierbar kann u.U. das Bestimmtsheitsmaß $B = r^2$ sein, d.h. der Korrelationskoeffizient zum Quadrat.

Prüfung auf Signifikanz

Für ein abschließendes Urteil muß allerdings erst noch die Steigung b z.B. mit der F-Statistik (*F*-Test auf *Varianzengleichheit*, also Testvergleich zweier Varianzen aus näherungsweise normalverteilten Stichproben) und der Korrelationskoeffizient r z.B. mit der t-Statistik *(Einstichproben-t-Test für paarige Stichproben)* auf Signifikanz überprüft werden; s. dazu wiederum die Formelsammlung gemäß Tabelle 5 sowie die Anmerkungen auf S. 20 und 23 (parametrische bzw. nicht-parametrische Verfahren). Für die Prüfgrößen F und t lautet die Nullhypothese (sie bezieht sich wie immer auf die Prüfung der Gleichheit), daß die beiden Parameter in den Grundgesamtheiten, worin sie mit Beta (β) statt mit b und mit Rho (ρ) statt mit r bezeichnet werden, den Wert Null besitzen. F und t werden dann entsprechend den absoluten Häufigkeiten und resultierenden Freiheitsgraden ($n - 2$) der beobachteten Variablen z.B. mit sog. kritischen Tabellenwerten bei einer zu definierenden Irrtumswahrscheinlichkeit α verglichen. Die erste *Nullhypothese* lautet, daß keine Korrelation vorhanden ist ($r = \rho = 0$), die zweite, daß zwischen den Variablen x und y Varianzhomogenität ($\sigma_x = \sigma_y$) besteht bzw. deren funktionaler Zusammenhang linear ist. Weicht also z.B. die Prüfgröße t signifikant von Null ab (d.h. *überschreitet* sie den kritischen Wert oder ist sie zumindest gleich groß), so gilt dies auch für den Korrelationskoeffizienten r, d.h. die voher berechnete Korrelation ist signifikant. Umgekehrt ist es mit der Prüfgröße F. *Unterschreitet* diese den kritischen Wert, so wird die Linearitätshypothese beibehalten. Hier gilt also wieder einmal mehr, daß man bei der Bewertung der Signifikanzprüfungen sehr aufmerksam sein muß! Übrigens kann die Signifikanz von b natürlich genauso wie die von r auch mit dem t-Test geprüft werden.

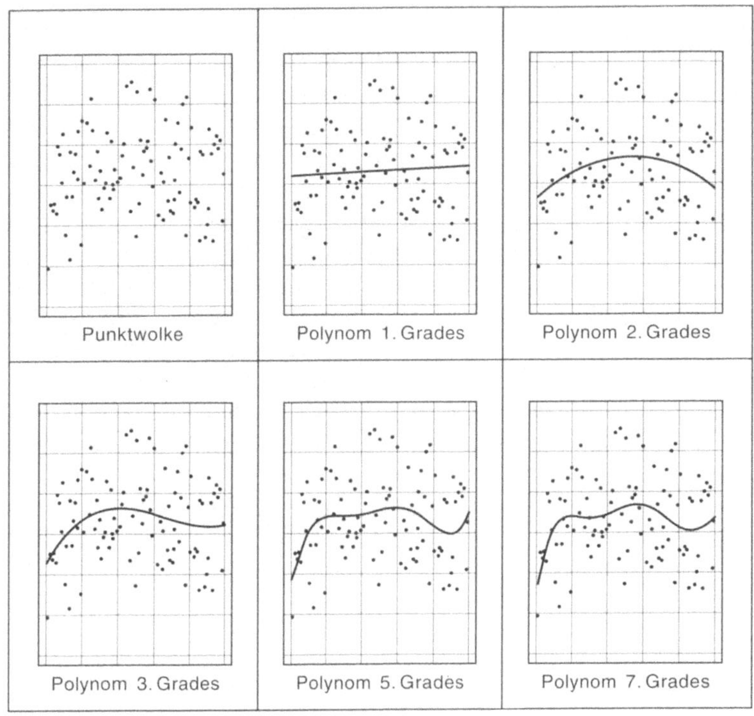

Abb. 11. Polynom mit zunehmendem Anpassungsgrad.

Exkurs in nichtlineare Zusammenhänge

Bei nichtlinearen Verhältnissen zwischen Variablen kann selbstverständlich auch eine Abhängigkeit vorliegen. Die vorher schon genannten Möglichkeiten der Streuung einer Variablen mit der Ausbildung auffälliger Muster, z.B. in U-, W- oder Sinusform, verletzen lediglich die idealisierte Modellvorstellung von der *Linearität* zwischen abhängigen Größen. Zur graphischen Darstellung solch komplizierter Zusammenhänge bedient man sich z.B. einer *Polynomanpassung*, also einer Linie als genähertem Funktionsverlauf durch die Punktwolke, die sich mit steigendem Grad der Anpassung verstärkt windet und sich damit optisch scheinbar immer besser anpaßt (Abb. 11). Darin ist zunächst gut erkennbar, daß die Punktwolke nicht für lineare Zusammenhänge spricht, wie dies die Regressionsgerade nach Anpassung 1. Grades glauben machen möchte. Am ehesten entsprechen wohl die Polynome 2. (= hügelfögmiger Verlauf) und 3. Grades noch dem, was wir mit unserem optischem Wahrnehmungsvermögen nachvollziehen können. Doch hier ist große Vorsicht geboten, da man sich bei der graphisch gestützten Auswahl des Anpassungsgrads sehr leicht täuschen lassen kann. Somit ist ein solches Ergebnis auch immer subjektiv, solange die mit dem Polynom gefundene Funktion keiner gründlichen mathematischen Kurvendiskussion und *Analyse* unterzogen wird. Dies bedeutet vereinfacht die Bestimmung der Signifikanzen der geschätzten Funktionsgleichung und die Überprüfung der Kurveneigenschaften innerhalb der empirischen Punktwolke im Vergleich zu einem festzulegenden Modell. Bei dem Beispiel aus Abb. 11 wäre aber auch alternativ ein sog. Abbauverfahren zur Elimination von Ausreißern denkbar, das sukzessive Ausreißer eliminiert und damit ggf. in Wahrheit lineare Verhältnisse zeigt.

Beispielhafte Bestandteile einer kompletten Regressionsanalyse sind:

- Mittelwerte und Standardabweichungen der einbezogenen Variablen,
- Korrelationsmatrix für die Variablen,
- die berechnete bzw. geschätzte Regressionsgleichung,
- selbiges für den standardisierten Fall,
- Standardfehler (S.E.M., „standard error of the mean"),
- Signifikanztests (z.B. per t-Test) der einzelnen Korrelationskoeffizienten (r),
- Signifikanztests (z.B. per F-Test) der einzelnen Regressionskoeffizienten (b),
- einfaches und multiples Bestimmtheitsmaß (vgl. S. 46),
- Varianzanalyse, Analyse des Einflusses einzelner Variablen (Faktoren),
- Residuenanalyse mit entsprechender graphischer Aufbereitung,
- weitere Verfahren für spezielle Fragestellungen (Teilmengenregression, robuste Regressionsverfahren, lineare logistische Regression, quadratische Regression, Cox-Regression für Überlebenszeitschätzungen, u.a.).

Am häufigsten werden die nach besonderen Algorithmen erstellten *Splinefunktionen* als Spezialfälle der Polynomanpassungen eingesetzt. Hierbei wird primär zwischen *Interpolation* und *Approximation* unterschieden. Bisher wurde davon nur die Möglichkeit der *Approximation* besprochen, z.B. die vom Grad der Anpassung abhängige Darstellung als Liniendiagramm bzw. stetige Funktion als näherungsweiser Verlauf durch eine Punktwolke. Wird diese Funktionsanpassung jedoch *nicht zwischen* den Punkten des Korrelationsdiagramms hindurchgeführt, *sondern* werden die einzelnen Punkte durch eine solch stetige gewundene Funktion *miteinander verbunden*, dann spricht man von *Interpolation* (Abb. 12). Auch diese bedarf strenggenommen erst noch einer wie oben erwähnten mathematischen Überprüfung, um als *Analyse* bezeichnet werden zu können. Allerdings würde hier eine weitere Diskussion den gesteckten Rahmen als Einstieg überschreiten.

Mehr als 2 Variable

Noch größer wird natürlich der zu betreibende Aufwand, wenn die Zusammenhänge zwischen 3 oder gar noch mehr voneinander abhängigen Variablen aufgedeckt werden sollen. Die hier zu

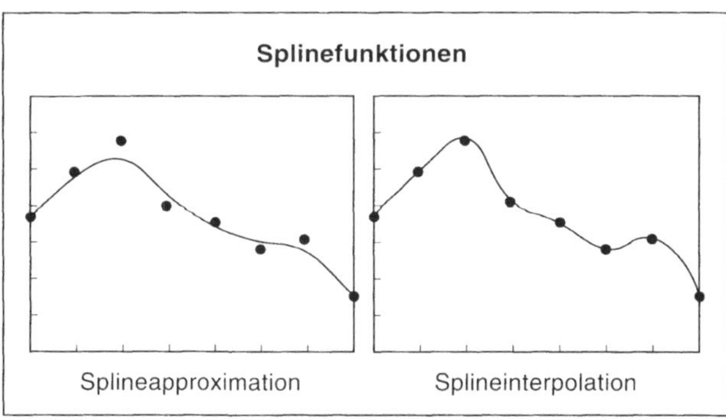

Abb. 12. Splinefunktionen. Unterschied zwischen Splineapproximation und Splineinterpolation.

bestimmende *multiple Korrelation* ergibt regelhaft *keine* lineare Regressionsgleichung einer graphisch darstellbaren Geraden, *sondern* eine dreidimensionale Ebene oder gar ein kaum noch vorstellbares noch höherdimensionales Gebilde. Um die Berechnung des zugehörigen Korrelationskoeffizienten und seiner Signifikanz zu vereinfachen, werden häufig nur die Variablen mit besonderer Bedeutung zur Berechnung herangezogen, während die restlichen Variablen mit einem „Kunstgriff" als Konstante betrachtet werden. Entsprechend wird dann auch nur vom *partiellen Korrelationskoeffizienten* gesprochen, also eben nur von dem für die *interessierenden* abhängigen Größen. Die Beschreibung solcher spezieller Verfahren würde allerdings wiederum den Rahmen dieses Buches sprengen und die primär medizinisch orientierte Zielgruppe verfehlen.

4 Analyse von Überlebenszeiten – Verfahren und Beispiele

A. J. W. Goldschmidt

Grundlagen

Meßwerte für die Lebensdauer oder für die Zeit, bis ein bestimmtes Ereignis eintritt (event time), werden als *Überlebenszeiten bzw. Überlebenswerte* bezeichnet. Beispiele dafür sind aber nicht nur das Überleben von Patienten ab einem bestimmten Zeitpunkt, sondern auch die Lebensdauer von Maschinen und die Haltbarkeit anderer Produkte, die Lebensarbeitszeit bestimmter Berufsgruppen etc. Ein besonderes Charakteristikum dieser Werte ist, daß sie häufig zensiert sind bzw. daß sie dies sein dürfen.

Zensierte Werte

Als zensierte Werte („censored observations") betrachten wir z.B. jene Beobachtungen bei Patienten zu einem bestimmten Zeitpunkt, die nicht oder noch nicht dem von uns vorher festgelegten sog. *kritischen Ereignis* („critical event") oder *Beobachtungsendpunkt* („end point") entsprechen, z.B. dem krankheitsbedingten Tod oder dem Eintreten einer Tumorprogression (näheres dazu im nächsten Absatz). Bezogen auf die Analyse der *Überlebenszeiten* bedeutet dies:
- daß ein Patient entweder noch am Leben ist,
- bei der vorletzten Kontrolluntersuchung noch am Leben war, zum Zeitpunkt der letzten Kontrolluntersuchung kein Kontakt mehr bestand oder

- aus einem Grund gestorben ist, der in keinem Zusammenhang
  mit der Erkrankung steht.

Bezogen auf die Analyse der *Progression* bedeutet es:
- daß diese entweder noch nicht eingetreten ist,
- bei der vorletzten Kontrolluntersuchung noch nicht eingetreten ist, zum Zeitpunkt der letzten Kontrolluntersuchung aber
  kein Kontakt mehr bestand oder
- aus einem Grund eingetreten ist, der in keinem Zusammenhang mit dem Tumorleiden steht (letzteres kann bei Krebs-
  erkrankungen nahezu regelhaft als ausgeschlossen gelten).

„Follow up" und Definition von Beobachtungsendpunkten

Vor Beginn eines kontrollierten Versuches muß eine gründliche
Planung erfolgen, die vor allem festlegt, was bei den jeweiligen
Kontrolluntersuchungen („follow up") als zeitabhängige Endpunkte bzw. kritische Ereignisse definiert sein soll. Neben dem
oben genannten krankheitsbedingten *Tod* oder dem Eintreten
einer Tumorprogression kann dies z.B. auch die Zeit bis zu einem
eventuellen therapeutischen Ansprechen („response") sein. Für
jeden Endpunkt ist dabei seine exakte Definition Voraussetzung.
Das bedeutet, daß genau bzw. möglichst zweifelsfrei beschrieben
werden muß, wie und anhand welcher anerkannter Maßstäbe z.B.
Response oder Progression beurteilt werden.

Überlebenszeitanalysen

Auch wenn sich das Beobachtungskriterium in Wirklichkeit also
z.B. nicht auf das Überleben ab einem bestimmten Zeitpunkt bis
zum Tod bezieht, gilt der Oberbegriff Überlebenszeitanalysen
(„survival analysis methods") zur statistischen Beurteilung solcher Daten. Typische Beispiele dafür sind die Zeitspanne bis zum
Wiederauftreten einer Erkrankung – „time to (disease) recur-
rence, recurrence-free survival" – oder die bereits genannte Zeit
bis zum ersten Erscheinen einer Tumorprogression – „time to

progression", bzw. „time to relapse" – unter einer initial erfolgreichen Therapie, die auch als *progressionsfreies Intervall* („progression-free survival") ab Therapiebeginn bezeichnet wird. Entsprechend unseren Festlegungen in den Absätzen über zensierte Werte und die Definition von Endpunkten entspricht dem progressionsfreien Überleben oder Intervall also entweder die Zeit bis zum ersten Auftreten der Progression oder bis zum Tod, der durch das Tumorleiden verursacht wird, wenn vorher keine Progression eintrat.

Lifetable- und Kaplan-Meier-Schätzungen

Daten wie das progressionsfreie Intervall und die beobachteten Überlebensraten können z.B. nach der Actuarial- (bzw. Lifetable)-estimates-Methode von Cutler u. Ederer (1958), s.a. Elandt-Johnson u. Johnson (1980), oder – wie heute klassischerweise üblicher – nach der Product-limit-estimates-Methode von Kaplan u. Meier (1958), (Cox u. Oaks 1984; Kalbfleisch u. Prentice 1980) berechnet und dargestellt werden („actuary" hier im Sinne von Versicherungsstatistiker). Die Vor- und Nachteile beider Verfahren werden in der angegebenen Literatur ausführlich diskutiert. Die Darstellung der Überlebenszeitschätzungen nach der Product-limit-Methode von Kaplan u. Meier in einem Diagramm verhält sich genau umgekehrt zum kumulativen Verlauf (= Summenhäufigkeitsfunktion) der Todesfälle. Während die Todesfälle bis auf 100% zwangsläufig zunehmen bzw. kumulieren, nimmt der Anteil der Überlebenden bis zum selben Endzeitpunkt auf Null ab. Solche Häufigkeitsfunktionen (Summenhäufigkeits- und Überlebenszeitfunktionen) sind Verteilungsfunktionen, bei denen nach gewissen Zeitabständen (= Intervallen) die jeweils bis dahin kumulierten oder abnehmenden Werte als relative Anteile des gesamten zu beobachtenden Kollektivs eingetragen werden. Bei diesen Häufigkeiten handelt es sich um *diskrete* Merkmale (= abzählbar wie ganze Zahlen, also mit gleichmäßigen Abständen von jeweils eins zwischen 2 aufeinanderfolgenden Werten bzw. Patienten (vgl. Kap. 2)). Diese Formulierung sollte allerdings nicht dazu verleiten, die Häufigkeiten als „Zielgrößen" zu mißverstehen, die sie natürlich nicht sind. Dadurch entsteht das für diese Kurven typische Treppenmuster. Je mehr Patienten in einer Stichprobe enthalten sind und/oder je häufiger die Beobachtungen eingetragen werden, desto kleiner werden die Stufen, und der Funktionsverlauf ähnelt immer mehr der einer Wahrscheinlichkeitsverteilung einer *stetigen* Variablen (= unendliche viele Zwischenwerte zwischen 2 Zahlen).

Überlebenszeit- und Perzentiltabellen

Aus den Häufigkeitsfunktionen kann man natürlich einerseits aufgrund eines bestimmten Zeitpunktes (= Wert auf der X- bzw. Abszissenachse) auf die zugehörigen relativen Anteile (= Wert auf der Y- bzw. Ordinatenachse) schließen und umgekehrt. Dadurch läßt sich aus der Kurve beispielsweise eine *Überlebenszeittabelle* erstellen, aus der man ablesen kann, welcher relative Anteil der Patienten noch nach 1, 2, 3 etc. Jahren überlebt hat. Umgekehrt läßt sich eine sog. *Perzentiltabelle* anfertigen, aus der u.a. hervorgeht, welche Überlebenszeit von 10, 20, 30, ..., 90 oder 100% aller Patienten unterschritten bzw. mindestens erreicht wird etc.

Vergleich der Überlebenszeitschätzungen zweier Gruppen, Gehan- und Logrank-Test

Obwohl es sich bei den Überlebenszeiten um stetige Merkmale handelt, kann nicht einfach ein Student-t-Test zum Vergleich zweier Stichproben eingesetzt werden, denn bei deren Verteilungseigenschaften handelt es sich regelhaft nicht um normalverteilte Daten. Außerdem ist es unwahrscheinlich, daß sie sich einfach transformieren lassen, um diesen wenigstens zu ähneln. Zudem liegen ja häufig zensierte Werte vor. Als Alternative bot sich daher früher der Gehan-Test an (Gehan 1965), dem heute im allgemeinen der trennschärfere Logrank-Test nach Peto und Peto oder Peto-Pike (ähnlich dem Test nach Mantel und Haenszel) vorgezogen werden sollte (Mantel u. Haenszel 1959; Mantel 1959; Peto u. Peto 1972; Peto u. Pike 1973), falls die Unterschiede nicht sehr groß sind. Mit letzterem sollte also die Überprüfung der

Nullhypothese erfolgen, ob die Überlebenszeiten zweier Stichproben (mit den jeweils daraus resultierenden Kurven bzw. Funktionsverläufen nach Kaplan-Meier) aus identischen Verteilungen stammen. Zum vertieften Verständnis der Methode empfehlen sich die Erläuterungen in Cox u. Oakes (1984) und Armitage u. Berry (1988).

Bevor aus den Auswertungen jedoch hinreichend verläßliche Schlüsse gezogen werden können, müssen ausreichend lange Beobachtungszeiten gefordert werden. Es sollte *mindestens* die mittlere/mediane Überlebenszeit (oder die mittlere/mediane progressionsfreie Zeit, etc., also je nach Zielgröße) erreicht sein. Je größer die Anzahl der Patienten und je geringer die Anzahl der zensierten Werte, desto zuverlässiger sind die Ergebnisse. Je kleiner der erwartete Unterschied, desto mehr Patienten müssen in die beiden Arme einer vergleichenden Untersuchung eingeschlossen werden. Bei verfrühten Auswertungen oder zu wenig in eine Studie eingeschlossenen Patienten besteht die Gefahr, daß sich ein Unterschied zeigt, obwohl keiner existiert (großer Fehler 1. Art α). Es wird auch leicht ein Unterschied übersehen, der in Wirklichkeit aber existiert (großer Fehler 2. Art β mit konsekutiv geringer Power bzw. Güte des Vergleichs $1 - \beta$). So sind Veröffentlichungen von Studienergebnissen mit einer Power von 20–40% (statt mit mindestens zu fordernden 80 oder 90%) heute immer noch keine Seltenheit.

Untersuchung von Einfluß- bzw. Prognosefaktoren, „Cox proportional hazards model"

Die hauptsächlich interessierende Zielvariable („response"- bzw. „event time-variable") bei Überlebenszeitschätzungen ist die Zeit bis zum Eintreten des vorher definierten Beobachtungsendpunkts bzw. des kritischen Ereignisses („event time"). Zu den Überlebenszeitschätzungen gehören aber auch eine Reihe von unabhängigen Variablen, von denen vermutet wird, daß sie einen Einfluß auf die Überlebenzeit haben. Solche Variable können stetig sein, z.B. Gewicht, Temperatur, Laborwerte und Alter, oder auch diskret, z.B. Religion, Nationalität, Rasse oder Geschlecht. Der eigentliche Zweck von Überlebenszeitanalysen besteht aber nun nicht einfach nur in der bloßen Berechnung und Darstellung der Überlebenszeiten und -raten und der Überprüfung von diesbezüglichen Unterschieden zwischen 2 oder mehr Gruppen, sondern vor allem auch in der Suche nach den Ursachen solcher Unterschiede. Daher wird die Abhängigkeit unserer Ziel- oder Event-time-Variablen von den genannten unabhängigen Variablen untersucht. Dafür existieren eine Reihe von Prozeduren, von denen sich zwischenzeitlich die Cox-Regressionsanalyse bzw. das „Cox proportional hazards model" als bislang wahrscheinlich tauglichstes etabliert hat („proportional" = verhältnismäßig, „hazards" = Zufälle) (Cox 1972).

Um die Wirkung der verschiedenen beobachteten Variablen auf die Überlebenszeit zu untersuchen, wird heute daher in der Regel die Regressionsanalyse nach Cox eingesetzt. Für die notwendigen Berechnungen existieren leistungsfähige Computer und Statistikprogramme, z.B. SAS und SPSS. Der *Ablauf* einer solchen *Analyse* ist grob vereinfacht folgender: Zunächst werden alle interessierenden Variablen aller geeigneten („eligible") und vollständig auswertbaren („evaluable") Patienten, denen man einen Einfluß auf die Überlebenszeit unterstellt, *univariat* analysiert. Dabei könnten sich z.B. von ursprünglich 19 eingesetzten Variablen 8 als signifikante Faktoren erweisen, welche die Überlebenszeit beeinflussen. Anschließend wird geprüft, ob diese 8 verbliebenen Variablen wechselseitig miteinander *korrelieren*. Ist dies der Fall, so werden sie schließlich in das Modell zur multivariaten *Cox-Regressionsanalyse* eingesetzt. Durch Rückwärtsregression (*„backward regression"*) werden nun nach und nach auf der Basis von sog. maximalen Anteilswahrscheinlichkeitsschätzungen („maximal partial-likelihood estimates", MLE) *die* Variablen eliminiert, die keine signifikante prognostische Bedeutung haben. Damit wird also schrittweise (*„stepwise"*) überprüft, welche Variablen in dem Modell statistisch bestehen können, d.h. ob sie entsprechend seinen Voraussetzungen einen Bestandteil des Modells bilden und nicht daraus entfernt werden können. Nehmen wir einmal an, daß dies beim letzten Schritt (*„final step"*) der Analyse noch auf 4 der 8 Variablen zutrifft, so sind nur diese 4 Faktoren signifikant mit der Überlebenszeit assoziiert. Von diesen

4 kann wiederum einer der stärkste Indikator sein (Variable mit der geringsten Überschreitungswahrscheinlichkeit bzw. dem kleinsten p-Wert). Als Testgrößen der Cox-Regressionsanalyse dienen der jeweilige Regressionskoeffizient (mit Standardfehler und Chi^2)sowie die Überschreitungswahrscheinlichkeit p dieses Koeffiezienten neben den Faktoren zur Überprüfung der Modelladäquatheit („Log-likelihood" *LL*, „likelihood-ratio test" *LR*, -2 log LL, -2 log LR, Modell-Chi^2, „goodness of fit", jeweils zugehörige Signifikanzen).

Vertiefung für besonders Interessierte

Die Variante der Rückwärtsregression *(„backward regression")*, entspricht – wie dargestellt – einer *„backward elimination"* (*„removal of variables"* mit Chi^2 -Statistik und korrespondierenden p-Werten). Es soll daher nicht unerwähnt bleiben, daß dies im Sinne einer *„forward regression"* auch umgekehrt funktioniert (allerdings im allgemeinen nur sehr unbefriedigend). Das heißt, daß schrittweise eine nach der anderen Variablen geprüft und bei Erfüllung der Voraussetzungen dem Modell hinzugefügt wird (*„entry of variables"* mit Chi^2 -Statistik und korrespondierenden p-Werten). Dies entspricht einer sog. *„stepwise selection".* Der Vollständigkeit halber seien außerdem noch – ohne weitere Vertiefung – die sog. *All-Subsets-Ansätze* genannt (*subsets* = Teilmengen)[8]. Damit sind einige der verbreitetesten Methoden im linearen, logistischen und Cox-Regressionsmodell erwähnt. Insgesamt gibt es mehr als 10 gebräuchliche Selektionsstrategien, die leider auch zu unterschiedlichen Resultaten führen können. Zur Zeit kann aber wohl nur die valide, resp. mathematisch korrekte *Backward-Methode* ohne wesentliche Einschränkungen empfohlen werden.
Die Ergebnisse der beiden genannten schrittweisen Verfahren unterscheiden sich im Idealfall nur unbedeutend voneinander (aber eben nur dann). Vergleichsweise resultieren jedoch v.a. bei

---

[8] Mit unterschiedlichen Minimierungs- bzw. Selektionskriterien (Akaike's Information Criterion AIC, Mallows's model selection criterion Cp, Schwarz's Bayesian Criterion SBC).

komplexen Situationen (= kleine Stichprobenumfänge und gleichzeitig verhältnismäßig viele Variable) bei dem dann zu wählenden AIC-Ansatz oftmals deutlich unterschiedliche Werte (Sauerbrei 1992a, b). Im Zweifelsfall wird man daher die Stabilität der Prozeduren untersuchen müssen. Das sog. *volle Modell* (Variablenselektion, basierend auf den standardisierten Schätzern) wird bei der Regressionsanalyse von Überlebenszeitschätzungen in der Regel nicht bzw. nicht mehr eingesetzt. Durch eine entsprechende Option in der Prozedur PHREG des Statistikprogramms SAS ist aber künftig auch für die Regressionsanalyse mit zensierten Daten (Cox) mit einer Zunahme der Popularität des AIC-Ansatzes zu rechnen, was der Mediziner im statistischen Teil der Publikation wissenschaftlicher Ergebnisse erkennen wird (PHREG = Abkürzung für „proportional hazards regression").
Wird fälschlicherweise eine einflußreiche Variable nicht ins Modell aufgenommen, so spricht man von *„underfitting"* (mit Verzerrung der Schätzer bzw. mit Unterschieden der Fehler 1. und 2. Art). Werden dagegen Variable ohne Einfluß in das Modell aufgenommen, dann bezeichnet man dies als *„overfitting"* (die Schätzer bleiben dabei i.allg. weitgehend unverzerrt, aber deren Varianz kann erhöht werden).

Vergleich zweier Therapien
(„proportional hazards" und „logistic regression model")

Folgerichtig eignet sich der Likelihood-ratio-Test im multivariaten Proportional-hazards-Modell von Cox aber auch dazu, eventuelle therapeutisch bedingte Unterschiede des Überlebens zwischen 2 verschiedenartig behandelten Gruppen zu untersuchen, wobei gleichzeitig eine ungleiche Ausprägung der Einflüsse zusätzlicher Faktoren für die Prognose ausgeschlossen oder bestätigt werden kann, z.B. bezüglich der Alters- und Geschlechtsverteilung oder Vorerkrankungen etc. Zur Untersuchung des prognostischen Einflusses von Variablen mit *binomialen* Merkmalsausprägungen, z.B. das unterschiedliche therapeutische Ansprechen (ja/nein), eignet sich dagegen besser das ebenfalls von Cox entwickelte multivariate lineare logistische Regressionsmodell (*„logistic regression model"*) (Cox 1970).

Anwendungsbeispiel: Die Studie EORTC 30853

Die Frage, ob die Kombination des nichtsteroidalen Antiandrogens Flutamid mit dem GnRH- bzw. LHRH-Analogon Goserelin der bilateralen Orchiektomie bei Patienten mit einem metastasierten Prostatakarzinom gleichwertig oder überlegen ist, wurde in der zu dieser Problemstellung bis dahin größten Multizenterstudie in Europa, der EORTC-Studie 30853, seit März 1986 unter Beteiligung von 22 Studienzentren untersucht. Die Zielparameter waren Response, Überlebenszeit und progressionsfreies Intervall. Im Februar 1991 berichtete die EORTC (= European Organisation for Research and Treatment of Cancer) auf der Basis von 146 evaluierbaren Patienten über etwa vergleichbare Gesamtresponseraten beider Therapiearme, nämlich für die Kombination von Flutamid mit Goserelin ($CR + PR_{1+2+3}$) in Höhe von 60% und für die Orchiektomie von 57% („best response on bone scan review"), allerdings war die Zeit bis zur ersten objektiven Progression bei den orchiektomierten Patienten signifikant kürzer ($p = 0{,}032$ mit dem Logrank-Test zugunsten der Kombinationstherapie bei 148 vs. 149 Patienten) (Denis et al. 1991). Denis, EORTC, berichtete darüber hinaus anläßlich des Nationalen Kongresses der Amerikanischen Krebsgesellschaft in San Franzisko im Februar 1992 über aktuelle Zwischenergebnisse dieser Untersuchung (Denis 1992). Bis September 1991 konnten 323 geeignete Patienten bezüglich der Überlebenszeit und 297 geeignete Patienten bezüglich des progressionsfreien Intervalls evaluiert werden. Für die Kombinationsbehandlung zeigte sich nun ein noch deutlicherer hochsignifkanter Vorteil ($p = 0{,}002$) für die Zeit bis zur objektiven Progression sowie erstmals auch für die Überlebenszeit bei alleiniger Berücksichtigung der karzinombedingten Todesfälle ($p = 0{,}04$). Der Autor dankt Denis und Sylvester für die Erlaubnis zur Wiedergabe zweier Kaplan-Meier-Kurven aus der erwähnten Zwischenauswertung der EORTC-30853-Studie mit Stand vom September 1991. Wegen der Beispielhaftigkeit dieser Untersuchung aus biometrischer Sicht wurden diese Graphiken schlicht per Lineal einer „Analyse" unterzogen, also ohne daß weiteres Zahlenmaterial vorlag, um zu demonstrieren, welch Fülle von Informationen solchen Überlebenszeitkurven näherungsweise zu entnehmen sind.

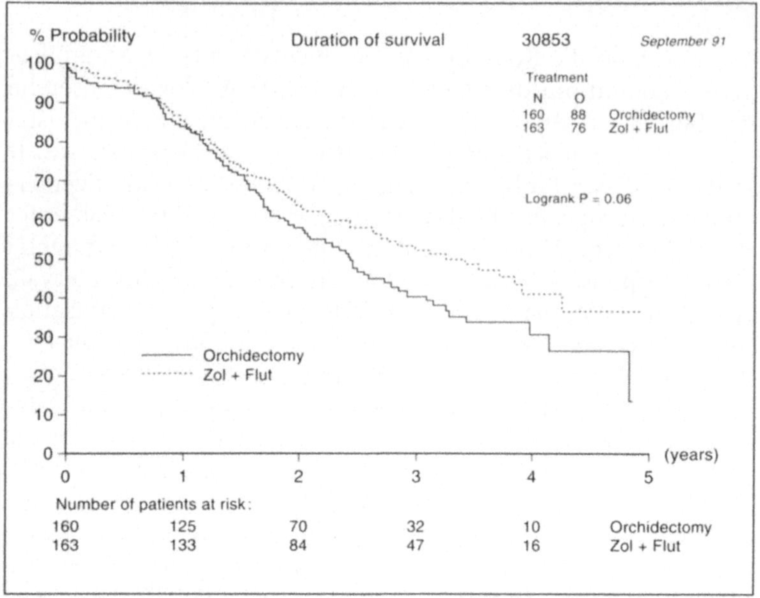

Abb. 13. Überlebenszeit (Jahre) in Abhängigkeit von der Behandlung; *Flut*-Flutamid, *Zol*-Goserelin (Originalgraphik eines Zwischenergebnisses von 1991 aus der Studie EORTC 30853). (Nach Denis 1992)

Bei beiden Graphiken (Abb. 12 und 13) handelt es sich um die therapieabhängig vergleichenden Darstellungen nach Kaplan-Meier. In Abb. 13 werden Überlebenszeiten *aller* Patienten („overall survival"), also einschließlich der zensierten Werte, und nicht nur der karzinombedingten Todesfälle, dargestellt, in Abb. 14 die progressionsfreien Intervalle (= Zeiten bis zur ersten objektiven Progression). Bei den Überlebenszeiten zeigte sich bei 160 vs. 163 Patienten eine knapp verfehlte Signifikanz mit p = 0,06 mit dem Logrank-Test zugunsten der Kombinationstherapie und beim progressionsfreien Überleben der bereits im vorigen Absatz erwähnte hochsignifikante Unterschied von p = 0,002 mit dem Logrank-Test, wiederum zugunsten der Kombinationstherapie.
Die *Tabellen 6 und 7* zeigen die weiter oben beschriebenen „Überlebenszeittabellen" zur Abb. 13 und 14 mit den einander gegen-

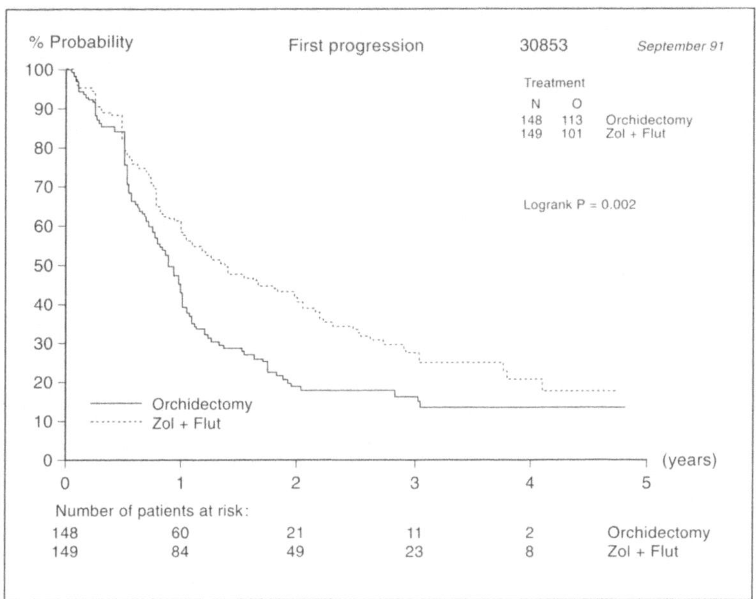

Abb. 14. Progressionsfreie Zeit (Jahre) in Abhängigkeit von der Behandlung; *Flut*-Flutamid, *Zol*-Goserelin (Originalgraphik eines Zwischenergebnisses von 1991 aus der Studie EORTC 30853). (Nach Denis 1992)

übergestellten Perzentilen beider Therapiearme sowie deren absoluten Differenzen und dem konsekutiven relativen Vorteil der Kombinationstherapie für die Beobachtungszeitpunkte nach 1, 2, 3, 4, $4^{1}/_{2}$ und 5 Jahren.

In *Tabelle 6* läßt sich erkennen, daß mit fortschreitender Zeit der über die gesamten 5 Jahre sichtbare relative Überlebensvorteil für die Kombinationstherapie nahezu kontinuierlich von 2,4% im ersten über etwa 30% im 3. und 4. bis auf ca. 164% im 5. Jahr gestiegen ist. Es darf nicht übersehen werden, daß nach 5 Jahren in dem einen Arm nur noch knapp jeder 7. Patient (14%) lebt und im anderen immerhin noch mindestens jeder 3. Patient (37%), also deutlich mehr als doppelt soviele. Hier wird besonders klar, warum verfrühte Auswertungen so irreführend sein können, denn ein relativer Unterschied von nur 2,4% oder 8,6% wäre nur

Tabelle 6. Überlebenszeitschätzungen gemäß den Funktionsverläufen nach Kaplan-Meier in Abb. 13. Orchiektomie vs. LH-RH-Analogon (Goserelin) plus Flutamid (Zwischenergebnis von 1991 aus der Studie EORTC 30853). (Nach Denis 1992)

Beobachtungs-zeitpunkt	Mono- vs. Kombinations-therapie [%]	Absolute Differenz [%]	Relativer Vorteil [%]
Nach 1 Jahr	85 vs. 87	2	2,4
Nach 2 Jahren	58 vs. 63	5	8,6
Nach 3 Jahren	40 vs. 53	13	32,5
Nach 4 Jahren	32 vs. 42	10	31,3
Nach 4^{1}/$_{2}$ Jahren	26 vs. 37	11	42,3
Nach 5 Jahren	14 vs. 37	23	164,3

Tabelle 7. 50%-Perzentile der Überlebenszeitschätzung. (Nach Denis 1992)

Monotherapie	Kombinationstherapie
ca. 2 Jahre + 5 Monate	ca. 3 Jahre + 5 Monate

Absolute Differenz: 1 Jahr; relativer Vorteil: 42%

Tabelle 8. Progressionsraten gemäß den Funktionsverläufen nach Kaplan-Meier in Abb. 14. Orchiektomie vs. LH-RH-Analogon (Goserelin) plus Flutamid (Zwischenergebnis von 1991 aus der Studie EORTC 30853). (Nach Denis 1992)

Beobachtungs-zeitpunkt	Mono- vs. Kombinations-therapie [%]	Absolute Differenz [%]	Relativer Vorteil [%]
Nach 1 Jahr	43 vs. 62	19	44,1
Nach 2 Jahren	19 vs. 41	22	115,8
Nach 3 Jahren	17 vs. 28	11	64,7
Nach 4 Jahren	13 vs. 21	8	61,5
Nach 4^{1}/$_{2}$ Jahren	13 vs. 18	5	38,5
Nach 5 Jahren	13 vs. 18	5	38,5

Tabelle 9. 50%-Perzentile der Progressionsraten. (Nach Denis 1992)

Monotherapie	Kombinationstherapie
ca. 11 Monate	ca. 16,5 Monate
Absolute Differenz: 5,5 Monate; relativer Vorteil: 50%	

mit einer erheblich höheren Fallzahl als mit den etwa 300 Patienten als statistisch signifikant zu deuten gewesen, ganz davon abgesehen, daß die mittlere/mediane Überlebenszeit nach 1 bzw. 2 Jahren noch nicht erreicht war.

Bei der zeitabhängigen Entwicklung der Progressionsraten ergibt sich ein völlig anderes Bild. In Tabelle 8 ist bereits im ersten Jahr ein recht hoher relativer Vorteil von etwa 44% für die Kombinationstherapie erkennbar, der dann auf das mehr als $2^1/_2$fache bis auf ca. 116% im 2. Jahr ansteigt und sich in den folgenden Jahren über etwa 65% im 3. Jahr auf einen dem ersten Jahr vergleichbaren Wert um ca. 40% nach 5 Jahren stabilisiert.

In den Tabellen 7 und 9 ist die jeweilige 50%-Perzentile dargestellt. Bei den Überlebenszeitschätzungen erkennt man hier einen absoluten Vorteil von ca. 1 Jahr (2 Jahre + 5 Monate vs. 3 Jahre + 5 Monate), was einem relativen Vorteil von 42% entspricht. Bei den Progressionsraten ist ein absoluter Vorteil von etwa $5^1/_2$ Monaten (11 vs. $16^1/_2$ Monate) bzw. ein relativer Vorteil von 50% erkennbar.

Zusammenfassend sind in Abb. 15 die aus den Kaplan-Meier-Kurven näherungsweise ermittelten und in den Tabellen 7–10 aufgelisteten bzw. wie eben beschriebenen zeitabhängigen Verläufe der relativen Vorteile der Kombinationstherapie in einem Liniendiagramm dargestellt.

Die wichtigsten Zusammenhänge in Überlebenszeitkurven sollten zur Verdeutlichung tabellarisch oder in einem Diagramm dargestellt werden.

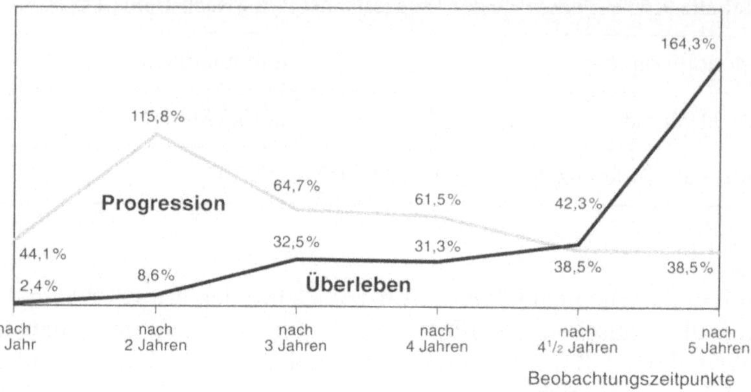

Abb. 15. Relative Vorteile der Kombinationstherapie. Orchiektomie vs. LH-RH-Analogon (Goserelin) plus Flutamid (Zwischenergebnis von 1991 1991 aus der Studie EORTC 30853). (Nach Denis 1992)

Erstellen einer Kaplan-Meier-Kurve

Die zwei vorgestellten, für Mediziner wichtigen Methoden – Produkt-Limit-Methode und Logrank-Test – sollen an einem praktischen Beispiel erläutert werden. Kurz zur Erinnerung: Nach der Produkt-Limit-Methode von *Kaplan-Meier* werden in einem Diagramm die Überlebenszeitschätzungen dargestellt. Durch den *LogRank-Test* (in der ursprünglichen Form nach Peto u. Peto (1972)) wird die Nullhypothese überprüft, ob die Überlebenszeitschätzungen zweier Stichproben (mit den jeweils daraus resultierenden Funktionsverläufen nach Kaplan-Meier) aus identischen Verteilungen stammen. Aus dem Ergebnis läßt sich somit gut genähert schlußfolgern, ob die beiden Überlebenswahrscheinlichkeiten gleich sind oder nicht.

Exemplarische Fragestellung

Als Beispiel dienen die Überlebenszeiten zweier unterschiedlich behandelter Patientengruppen. Zur Überprüfung der Effektivität eines neuentwickelten Antidiabetikums lautet die Fragestellung:

64

Wird die Überlebenswahrscheinlichkeit von Patienten mit schwerstem Diabetes mellitus (Erwachsenendiabetes) unter regelmäßiger Einnahme dieses Medikaments im Vergleich zu der von Patienten ohne eine solche Behandlung erhöht? Die Patienten sind alle männlich, nicht vorbehandelt, ansonsten in definierten Grenzen gesundheitlich vergleichbar (Manifestation der Folgekrankheiten) und gleichaltrig, hatten keine anderen schwerwiegenden Vorerkrankungen, leben streng nach Diät, und ihre Complicance ist gut. Außerdem wurde untersucht, wie lange die Patienten bereits an Diabetes erkrankt waren, bevor sie mit dem neuen Präparat behandelt wurden, weil der Krankheitsdauer der größte Einfluß auf die Überlebenszeit dieses streng selektionierten Kollektivs beigemessen wird. Dabei ließ sich mit adäquaten statistischen Verfahren feststellen, daß sich auch die prätherapeutische Erkrankungsdauer beider Gruppen nicht signifikant unterscheidet. Damit seien die im Untersuchungsdesign geforderten Voraussetzungen zum Vergleich der Überlebenszeitschätzungen ab Therapiebeginn erfüllt.

Berechnung der Überlebenswahrscheinlichkeiten

1. Zunächst werden die einzelnen beobachteten Überlebenszeitpunkte (= Rohwerte) von oben nach unten in aufsteigender Reihenfolge sortiert, und von diesen werden die zensierten Beobachtungen jeweils rechts davon z.B. mit einem „+"-Zeichen gekennzeichnet, wie dies in Abb. 16 für die 2 Gruppen A und B dargestellt ist.
2. Danach werden die für mehrere Beobachtungen gemeinsamen Zeitpunkte t, wie in Abb. 17 und Tabelle 10 gezeigt, zusammengefaßt.
3. Einige der Patienten gingen während des Follow-up „verloren" (kein Kontakt mehr, Therapieabbruch, etc.), so daß die Zeitbeobachtungen, die diese Patienten betreffen, *zensiert* sind. Entsprechend werden in den beiden Spalten daneben die zugehörige Anzahl z der zensierten Werte und die Zahl b der Todesfälle eingetragen. Im 7. Monat wird beispielsweise aus der Rohwerttabelle von Gruppe A ein Patient für z und ein weiterer für b übernommen.

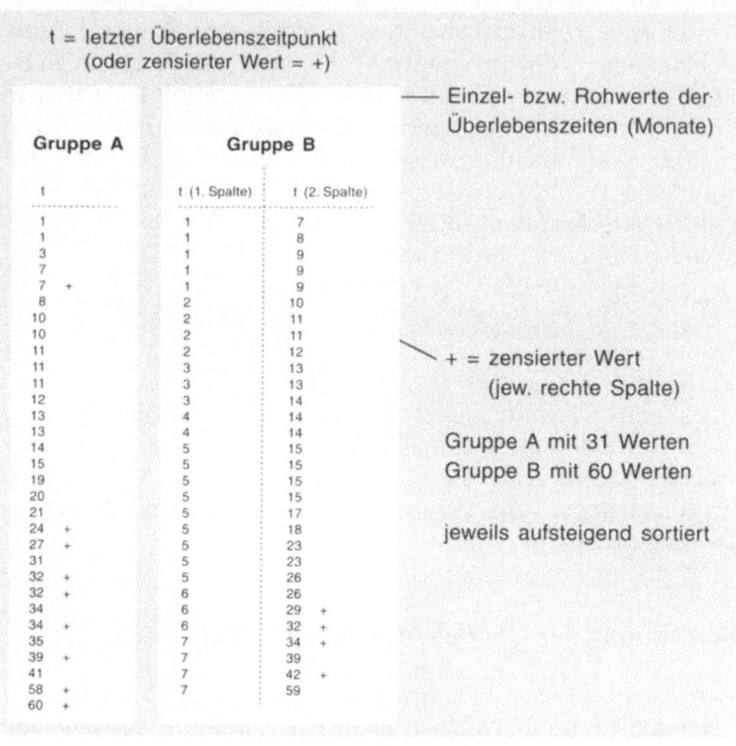

Gruppe A	Gruppe B	
t	t (1. Spalte)	t (2. Spalte)
1	1	7
1	1	8
3	1	9
7	1	9
7 +	1	9
8	2	10
10	2	11
10	2	11
11	2	12
11	3	13
11	3	13
12	3	14
13	4	14
13	4	14
14	5	15
15	5	15
19	5	15
20	5	15
21	5	17
24 +	5	18
27 +	5	23
31	5	23
32 +	5	26
32 +	6	26
34	6	29 +
34 +	6	32 +
35	7	34 +
39 +	7	39
41	7	42 +
58 +	7	59
60 +		

Abb. 16. Rohwertetabelle der Überlebenszeiten (Monate), sortiert in aufsteigender Reihenfolge. Zensierte Werte sind jeweils rechts daneben mit einem Pluszeichen gekennzeichnet. Statistikprogramme verlangen hier in der Regel in einer weiteren Spalte stattdessen einen Wert, z.B. 0 für nicht-zensiert und 1 für zensiert.

4. Die Anzahl der bis zum jeweils folgenden Zeitpunkt gesichert Überlebenden n ergibt sich entsprechend durch Subtraktion dieser beiden Werte. Zum Beispiel war in Gruppe A der 7. Monat der Todeszeitpunkt für einen von $n = 28$ Patienten ($b = 1$). Ein weiterer Patient, der noch lebte, wurde zu diesem Zeitpunkt letztmals beobachtet und geht daher als zensierter Wert in die weitere Berechnung mit ein ($z = 1$). Als Übertrag in die

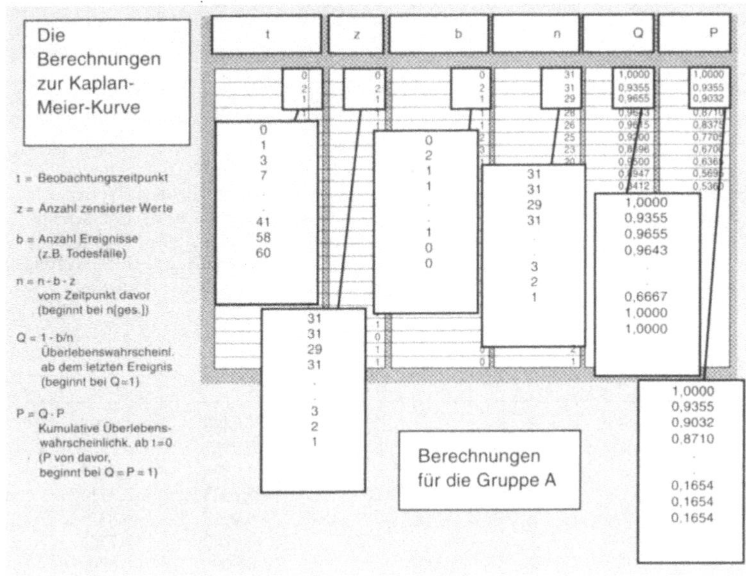

Abb.17. Berechnungen für die Überlebenszeitkurven nach Kaplan-Meier.

folgende Reihe der Spalte n ergibt sich daher der Wert 26 (= 28 – 1 – 1) (s. Tabelle 10).

5. In der rechts neben n stehenden Spalte wird die Wahrscheinlichkeit Q für die Patienten berechnet, den Zeitpunkt t zu erleben (= 1 – b/n), *wenn* sie zum Zeitpunkt davor noch gelebt haben. Für den 7. Monat beträgt diese Wahrscheinlichkeit z.B. 96,43% in Gruppe A (= 1 – 1/28) (s. Tabelle 10).

6. In der letzten Spalte wird schließlich die Wahrscheinlichkeit P der gesamten Stichprobe von Beobachtungsbeginn an berechnet, den Zeitpunkt t zu erleben, indem der darüberliegende Wert für P mit dem links daneben liegenden Wert für Q multipliziert wird. Im 7. Monat des Beispiels wird für die Gruppe A also 0,9032 mit 0,9643 multipliziert, so daß sich für P ein Wahrscheinlichkeitswert von 87,1% ergibt (s. Tabelle 10).

Tabelle 10. Berechnete Zahlenwerte aus Abb. 16, 17 und 19.
Teil 1: Berechnungen für die Gruppe A.

t (Monate)	z	b	n $= n - b - z$ v. Zeitpkt. davor	Q $= 1 - b/n$	P $= Q(t) \cdot Q(t{-}1) \cdot \ldots \cdot Q(1)$ $= Q(t) \cdot P(t{-}1)$
Beobachtungs- bzw. Überlebenszeitpunkt, t	Anzahl zensierter Werte im Zeitintervall	Anzahl beobachteter Zielereignisse (im Beispiel Todesfälle) im Zeitintervall (ohne die zens. Werte)	Anzahl der bis „t" überlebenden Patienten = „unter Risiko" (mit Berücksichtigung der zensierten Werte)	Überlebenswahrscheinlichkeit ab dem letzten Ereignis bzw. Zeitpunkt	Kumulative Überlebenswahrscheinlichkeit ab Beobachtungsbeginn
0	0	0	31	1,0000	1,0000
1	0	2	31	0,9355	0,9355
3	0	1	29	0,9655	0,9032
7	1	1	28	0,9643	0,8710
8	0	1	26	0,9615	0,8375
10	0	2	25	0,9200	0,7705
11	0	3	23	0,8696	0,6700
12	0	1	20	0,9500	0,6365
13	0	2	19	0,8947	0,5695
14	0	1	17	0,9412	0,5360
15	0	1	16	0,9375	0,5025
19	0	1	15	0,9333	0,4690
20	0	1	14	0,9286	0,4355
21	0	1	13	0,9231	0,4020
24	*1*	*0*	*12*	*1,0000*	*0,4020*
27	*1*	*0*	*11*	*1,0000*	*0,4020*
31	0	1	10	0,9000	0,3618
32	*2*	*0*	*9*	*1,0000*	*0,3618*
34	1	1	7	0,8571	0,3101
35	0	1	5	0,8000	0,2481
39	*1*	*0*	*4*	*1,0000*	*0,2481*
41	0	1	3	0,6667	0,1654
58	*1*	*0*	*2*	*1,0000*	*0,1654*
60	1	0	1	1,0000	0,1654

Wegen ihres unmittelbaren Einflusses auf n und damit auf den Logrank-Test haben die kursiv gekennzeichneten Zeitpunkte mit ausschließlich zensierten Werten ($z > 0$ und $b = 0$) eine direkte Wirkung bei der weiteren Berechnung, sie wirken sich aber jeweils erst beim nächsten Zielereignis auf den Verlauf der Kaplan-Meier-Überlebenszeitkurven aus. Dies wird auch in Abb. 20 deutlich, wo die im unteren Teil zu den Überlebenszeiten korrespondierend aufgelisteten Anzahlen (n) der Patienten „unter Risiko" relativ betrachtet geringer als die entsprechenden relativen Überlebenswahrscheinlichkeiten in der Kurve sind, sobald zensierte Werte vorkamen. Zensierte Werte können das wahre Ergebnis evtl. verfälschen.

t (Monate)	z	b	n = n − b − z v. Zeitpkt. davor	Q = 1 − b/n	P = Q(t) · Q(t−1) · ... · Q(1) = Q(t) · P(t−1)
Beobachtungs- bzw. Überlebenszeitpunkt, t	Anzahl zensierter Werte im Zeitintervall	Anzahl beobachteter Zielereignisse (im Beispiel Todesfälle) im Zeitintervall (ohne die zens. Werte)	Anzahl der bis „t" überlebenden Patienten = „unter Risiko" (mit Berücksichtigung der zensierten Werte)	Überlebenswahrscheinlichkeit ab dem letzten Ereignis bzw. Zeitpunkt	Kumulative Überlebenswahrscheinlichkeit ab Beobachtungsbeginn
0	0	0	60	1,0000	1,0000
1	0	5	60	0,9167	0,9167
2	0	4	55	0,9273	0,8500
3	0	3	51	0,9412	0,8000
4	0	2	48	0,9583	0,7667
5	0	9	46	0,8043	0,6167
6	0	3	37	0,9189	0,5667
7	0	5	34	0,8529	0,4833
8	0	1	29	0,9655	0,4667
9	0	3	28	0,8929	0,4167
10	0	1	25	0,9600	0,4000
11	0	2	24	0,9167	0,3667
12	*1*	*0*	*22*	*1,0000*	*0,3667*
13	0	2	21	0,9048	0,3317
14	0	3	19	0,8421	0,2794
15	0	4	16	0,7500	0,2095
17	0	1	12	0,9167	0,1921
18	0	1	11	0,9091	0,1746
23	0	2	10	0,8000	0,1397
26	0	2	8	0,7500	0,1048
29	*1*	*0*	6	*1,0000*	*0,1048*
32	*1*	*0*	5	*1,0000*	*0,1048*
34	*1*	*0*	4	*1,0000*	*0,1048*
39	0	1	3	0,6667	0,0698
42	*1*	*0*	2	*1,0000*	*0,0698*
59	0	1	1	0,0000	0,0000

Die Übertragung in Kaplan-Meier-Kurven

Die Übertragung dieser Ergebnisse in den nach Kaplan-Meier vorgeschlagenen treppchenartigen Kurvenverlauf (= umgekehrte Summenhäufigkeitsfunktion) erscheint manchem problematisch.

Hilfreich ist:

1. die absteigende Sortierung der Überlebenszeiten für die Abszisse (= X-Achse) und
2. die doppelte Angabe der X-Werte und die überschneidende doppelte Angabe der Y-Werte.

In der Abb. 18 und Tabelle 11 wurde dies mit einer älteren Version des Graphikprogrammes Harvard Graphics exemplarisch durchgeführt (es geht natürlich genauso per Hand, z.B. auf Millimeterpapier). Da in Gruppe A der letzte Beobachtungszeitpunkt, X = 60 Monate, ein zensierter Wert ist, beginnt die Tabelle für Y nicht mit Null wie in Gruppe B, in der nach dem letzten Beobachtungszeitpunkt, X = 59 Monate, bereits alle Patienten verstorben sind. Beide Gruppen in Tabelle 11 enden mit dem Wert Y = 1 (= 100%) am jeweils ersten Beobachtungszeitpunkt. Das Resultat für beide

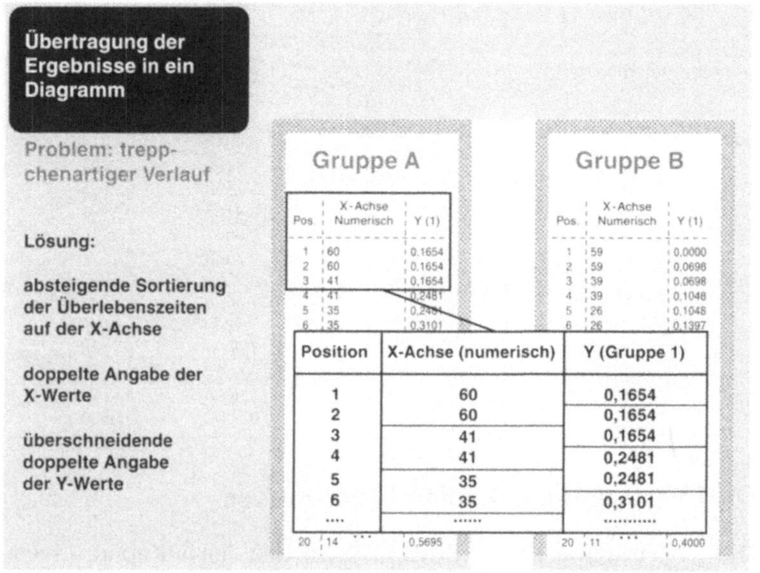

Gruppe A

Pos.	X-Achse Numerisch	Y (1)
1	60	0.1654
2	60	0.1654
3	41	0.1654
4	41	0.2481
5	35	0.2481
6	35	0.3101

Gruppe B

Pos.	X-Achse Numerisch	Y (1)
1	59	0.0000
2	59	0.0698
3	39	0.0698
4	39	0.1048
5	26	0.1048
6	26	0.1397

Position	X-Achse (numerisch)	Y (Gruppe 1)
1	60	0,1654
2	60	0,1654
3	41	0,1654
4	41	0,2481
5	35	0,2481
6	35	0,3101
.....	....	....
20	14	0,5695
20	11	0,4000

Abb. 18. Resultate der Kaplan-Meier-Berechnungen für die Graphik

Tabelle 11. Beispielhafte Übertragung der Werte der Berechnungen nach Kaplan-Meier in den Tabellenteil einer älteren Version des Präsentationsprogrammes von Havard-Graphics.

| Titel: Gruppe A (mit …) | | | Titel: Gruppe B (mit …) | | |
| Untertitel: Kaplan-Meier-… | | | Untertitel: Kaplan-Meier-… | | |
Pos.	X-Achse Numerisch	Y (1)	Pos.	X-Achse Numerisch	Y (2)
1	60	0,1654	1	59	0,0000
2	60	0,1654	2	59	0,0698
3	41	0,1654	3	39	0,0698
4	41	0,2481	4	39	0,1048
5	35	0,2481	5	26	0,1048
6	35	0,3101	6	26	0,1397
7	34	0,3101	7	23	0,1397
8	34	0,3618	8	23	0,1746
9	31	0,3618	9	18	0,1746
10	31	0,4020	10	18	0,1921
11	21	0,4020	11	17	0,1921
12	21	0,4355	12	17	0,2095
13	20	0,4355	13	15	0,2095
14	20	0,4690	14	15	0,2794
15	19	0,4690	15	14	0,2794
16	19	0,5025	16	14	0,3317
17	15	0,5025	17	13	0,3317
18	15	0,5360	18	13	0,3667
19	14	0,5360	19	11	0,3667
20	14	0,5695	20	11	0,4000
21	13	0,5695	21	10	0,4000
22	13	0,6365	22	10	0,4167
23	12	0,6365	23	9	0,4167
24	12	0,6700	24	9	0,4667
25	11	0,6700	25	8	0,4667
26	11	0,7705	26	8	0,4833
27	10	0,7705	27	7	0,4833
28	10	0,8375	28	7	0,5667
29	8	0,8375	29	6	0,5677
30	8	0,8710	30	6	0,6167
31	7	0,8710	31	5	0,6167
32	7	0,9032	32	5	0,7667
33	3	0,9032	33	4	0,7667
34	3	0,9355	34	4	0,8000
34	1	0,9355	35	3	0,8000
35	1	1,0000	36	3	0,8500
			37	2	0,8500
			38	2	0,9167
			39	1	0,9167
			40	1	1,0000

Gruppen ist in Abb. 19 zu sehen. In manchen Publikationen sind außerdem auf den Linien kleine Striche in mehr oder weniger unregelmäßigen Abständen zu erkennen. Diese Striche zeigen lediglich die Beobachtungen mit ausschließlich zensierten Ergebnissen an, ohne den eigentlichen Verlauf zu beeinflussen. Das entspräche in diesem Beispiel in Gruppe A den Zeitpunkten 24, 27, 32, 39 und 58 Monate und in Gruppe B den Zeitpunkten 12, 29, 32, 34 und 42 Monate. Der Nutzen einer solchen Kennzeichnung ist umstritten, sie macht aber die Häufigkeit des Follow-up bzw. der Beobachtungszeitpunkte transparenter, wenn sie als Qualitätsmerkmal der praktischen Studiendurchführung dient.

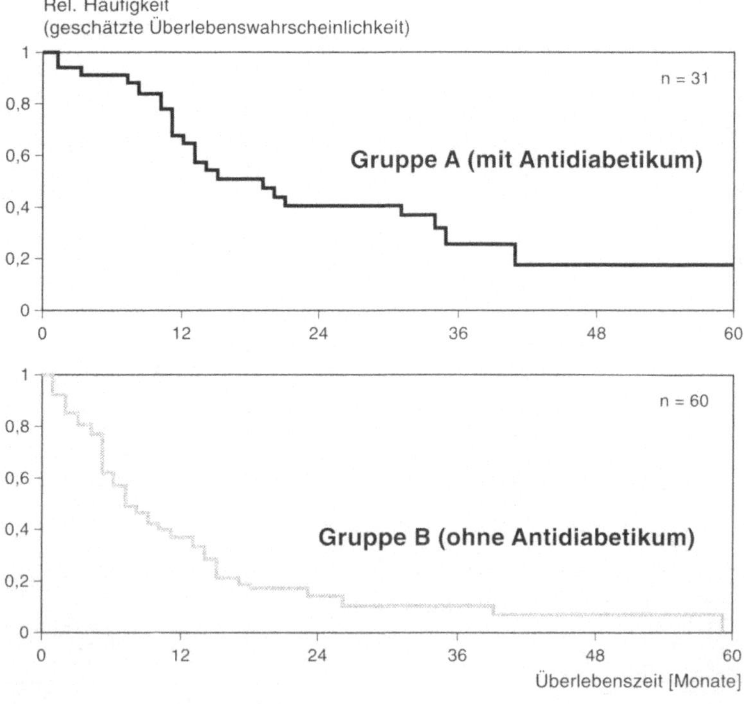

Abb. 19. Kaplan-Meier-Überlebenszeitkurven (zwei Gruppen, A und B).

Die numerischen Ergebnisse

Die in unserem Beispiel (Tabellen 10 und 11, Abb. 16–19) ab Studienbeginn nach Kaplan-Meier geschätzte und mit dem Programm „BiAS." errechnete *mittlere Überlebenswahrscheinlichkeit* beträgt in der Kontrollgruppe (Gruppe B) gerade noch etwa 13 Monate (exakt 13,2897), während sie in der Behandlungsgruppe (Gruppe A) ca. 25 Monate beträgt (exakt 25,1727). Die mit dem neuen Antidiabetikum behandelten und wie oben beschrieben selektionierten Diabetiker scheinen hypothetisch demgemäß also im Mittel eine wahrscheinlich etwa doppelt so hohe Überlebenserwartung wie die unbehandelten Patienten zu haben (nach einer wie vorher festgestellt vergleichbaren prätherapeutischen Erkrankungsdauer von z.B. etwa 7 Jahren, also ab anschließendem Behandlungsbeginn gerechnet). Die relativen Überlebenswahrscheinlichkeiten betragen in der Kontrollgruppe gerade 37% nach 12 Monaten und nur noch 14% nach 24 Monaten, wogegen sie in der Behandlungsgruppe noch 64% nach 12 Monaten, 40% nach 24 Monaten und immerhin noch 25% nach 36 Monaten betragen (vgl. Abb. 20).

LogRank-Test

Ob diese Ergebnisse auch statistisch als signifikant haltbar gelten können, läßt sich mit dem LogRank-Test überprüfen. Der LogRank-Test ist eng verwandt mit dem sog. Mantel-Haenszel-Verfahren zur Analyse von ordinalen Skalenreihen bzw. Mehrpunktskalen mit diskreten Zahlenwerten (Scores), z.B. 1, 2, 3, 4 etc., die ihrem Wert nach sortiert werden können (Rangordnung). Vorweggenommen werden muß hier außerdem noch kurz, daß sich der LogRank-Test, wie eingangs erwähnt, in seiner eigentlichen Form als Variante von *Peto und Peto* etabliert hat. Diese geht davon aus, daß die beiden einander gegenübergestellten Überlebenszeitkurven vergleichbare Verteilungen bzw. ähnliche Verläufe zeigen, die sich im Laufe der Zeit zunehmend voneinander entfernen. Daher auch der Ausdruck „*proportional hazards*". Dieser Ausdruck bedeutet, daß sich die zeitabhängigen Verringerungen der jeweils unter (Sterbe-)Risiko verbliebenen Patienten zweier Gruppen über den gesamten Verlauf möglichst gleichmäßig zueinander verhalten, also sich die näherungsweise exponentiellen Sterbekurven z.B. im Fall eines signifikanten Unterschieds, gleichmäßig voneinander entfernen, ähnlich wie z.B. eine geöffnete Blechschere mit bogenförmigen Schneiden, oder im Falle der Äquivalenz nahezu deckungsgleich verlaufen.

Auch das Resultat in Abb. 20, das sich aus dem Beispiel des vorhergehenden Absatzes ergibt, zeigt, daß diese Idealisierung nicht immer erreicht wird. Die zugrundeliegenden Daten entstammen einem realen Beispiel aus der Onkologie (Tunn et al. 1990), das zum besseren Verständnis auf die (fiktiven) Verhältnisse beim

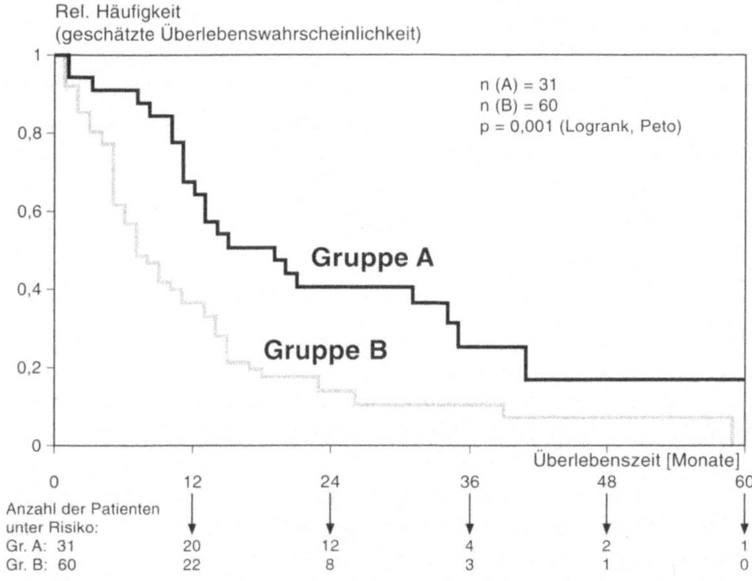

Abb. 20. Vergleich von Kaplan-Meier-Überlebenszeitkurven. Gegenüberstellung in einem gemeinsamen Diagramm mit Angabe des Stichprobenumfangs der jeweiligen Gruppe, mit Wiedergabe des Logrank-Testergebnisses nach Peto und mit zu den Kurvenverläufen korrespondierender Kennzeichnung der zeitabhängig verbliebenen Patienten unter Risiko am unteren Bildrand.

Diabetes mellitus übertragen wurde. In vielen Untersuchungen werden auch Überschneidungen der beiden Kurven und andere Abweichungen von der idealisierten Modellvorstellung beobachtet, z.B. eher frühe statt späte Unterschiede etc. Daher existieren inzwischen eine Reihe von Variationen des LogRank-Tests, was die Auswahl für den Mediziner nicht gerade erleichtert und deren adäquate Anwendung daher im Zweifelsfall vom Spezialisten entschieden werden sollte. Das Statistikprogramm Testimate gibt z.B. gleich 5 verschiedene Testergebnisse aus, von denen natürlich nur eines (und nicht unbedingt das mit dem kleinsten p-Wert!) das passendste sein kann. Dort wird z.B. für den beschriebenen Standardfall (v.a. mit Spätunterschieden) das Ergebnis nach Peto und für eher frühe Unterschiede das nach Cox-Mantel empfohlen. In vielen anderen Statistikprogrammen fehlt allerdings der Hinweis, um welche Variante des LogRank-Tests es sich bei der Berechnung handelt. Meist wird – z.B. bei dem renommierten Programm SAS – der Wert nach Peto-Pike berechnet, der sich auch per Tabellenkalkulation noch relativ leicht nachrechnen läßt. Leider werden auch in einigen Lehrbüchern fälschlicherweise LogRank-Test und Peto-Pike einander kommentarlos gleichgesetzt. Allerdings ist der Peto-Pike Test dem eigentlichen Test nach Peto und Peto fast immer unterlegen und streng genommen nur auf einen Spezialfall optimal anwendbar (gewöhnlich sind die Unterschiede aber nur gering), nämlich bei Berücksichtigung von sog. Schichtmerkmalen in Teil- bzw. Untergruppen der jeweiligen (Haupt-)Gruppen. Im allgemeinen vergleichsweise am effizientesten ist der Cox-Mantel-Test anzuwenden, der sich ebenfalls als Approximation (= angenäherte Berechnung) noch mit einer Tabellenkalkulation berechnen läßt und dessen Ergebnisse sich nur geringfügig vom Peto-Test unterscheiden. Daher soll nun anhand unseres vorgestellten Beispiels beim Diabetes mellitus sowohl die Approximation nach Peto-Pike also auch die nach Cox-Mantel dargestellt und berechnet werden.

1. Zunächst werden die beiden Überlebenszeitkurven nach Kaplan-Meier in einem gemeinsamen Diagramm dargestellt (s. Abb. 20). Augenscheinlich unterscheiden sich die beiden Kurvenverläufe deutlich voneinander. Die Signifikanzprüfung mit dem LogRank-Test untersucht diese beobachteten Differenzen mit der Nullhypothese, daß die beiden Stichproben der-

selben Grundgesamtheit entstammen und die Unterschiede nur zufallsbedingt sind. Die Nullhypothese geht also davon aus, daß kein signifikanter Unterschied zwischen beiden Überlebenszeitwahrscheinlichkeiten besteht.

2. Nun werden die in Tabelle 10 errechneten Werte für t, b und n beider Gruppen A und B in eine gemeinsame Tabelle 12 übertragen.

3. Aus diesen beobachteten Ergebnissen errechnen wir die Erwartungswerte e_A für Zielereignisse (im Beispiel: Sterbefälle) in Gruppe A, indem die zum jeweiligen Zeitpunkt t beobachteten Todesfälle b_{A+B} beider Gruppen mit den Überlebenden n_A in Gruppe A multipliziert und durch die Überlebenden n_{A+B} beider Gruppen dividiert werden: $e_A = b_{A+B} \cdot n_A / n_{A+B}$. Die Addition aller Einzelergebnisse davon ergibt schließlich die Summe E_A dieser Erwartungswerte: $E_A = \Sigma\, e_A$.

4. Die Summe E_B der Erwartungswerte für Zielereignisse in Gruppe B resultiert nun ganz einfach aus der Summe der beobachteten Todesfälle b_{A+B} beider Gruppen abzüglich der Summe E_A der Erwartungswerte für die Gruppe A. Es gilt also: $E_B = B_{A+B} - E_A$. Hierbei ist $B_{A+B} = \Sigma\, b_{A+B}$.

5. Jetzt werden noch die Varianzen als Streuungsmaß für die Anzahl der Verstorbenen in Gruppe A nach folgender Formel berechnet:

$$var_{b(A)} = [b_{A+B} \cdot (n_{A+B} - b_{A+B}) \cdot n_A \cdot n_B] / [(n_{A+B})^2 \cdot (n_{A+B} - 1)]$$

Und daraus wird wiederum die Summe der Varianzen V_A gebildet: $V_A = \Sigma\, var_{b(A)}$.

6. Nun werden noch die Summen B_A und B_B der beobachteten Sterbefälle beider Gruppen gebildet:
$B_A = \Sigma\, b_A$ und $B_B = \Sigma\, b_B$

7. Daraus lassen sich schließlich die beiden Chi^2-Werte für den LogRank-Test errechnen:

Chi^2 für den LogRank *(Peto-Pike)*: $c^2 = \dfrac{(B_A - E_A)^2}{E_A} + \dfrac{(B_B - E_B)^2}{E_B}$,

Chi^2 für den LogRank *(Cox-Mantel)*: $c^2 = \dfrac{(B_A - E_A)}{V_A}$.

Tabelle 12. Logrank-Test-Berechnungen zum Vergleich der geschätzten Überlebenswahrscheinlichkeiten in Gruppe A vs. Gruppe B sowie Berechnungen der geschätzten Gesamtüberlebenswahrscheinlichkeiten für die beiden Gruppen A und B gemeinsam. (Berechnet wird prinzipiell nur bis zum letzten beobachteten Ereignis. Der zensierte Wert bei $t = 60$ im Beispiel wird daher ignoriert).

t (Monate)	b(A) (Werte aus Tabelle 10)	b(B) (Werte aus Tabelle 10)	b(A+B) = b(A) + b(B)	z(A) (Werte aus Tabelle 10)	z(B) (Werte aus Tabelle 10)	z(A+B) = z(A) + z(B)	n(A) (Werte aus Tabelle 10)	n(B) (Werte aus Tabelle 10)	n(A+B) = n(A+B) − b(A+B) − z(A+B) vom Zeitpunkt davor	e(A) (Erläuterungen s. S. 76 Punkt 3 im Text)	var(A) (Erläuterungen s. S. 76 Punkt 5 im Text)	Gesamtüberlebenswahrscheinlichkeit Gruppe A+B Q(A+B)	P(A+B)
1*	2*	3*	4*	5*		6*	7*	8*	9*	10*	11*	12*	
0	0	0	0	0	0	0	31	60	91	0,0000	0,0000	1,0000	1,0000
1	2	5	7	0	0	0	31	60	91	2,3846	1,4675	0,9231	0,9231
2	0	4	4	0	0	0	29	55	84	1,3810	0,8715	0,9524	0,8791
3	1	3	4	0	0	0	29	51	80	1,4500	0,8893	0,9500	0,8352
4	0	2	2	0	0	0	28	48	76	0,7368	0,4592	0,9737	0,8132
5	0	9	9	0	0	0	28	46	74	3,4054	1,8849	0,8784	0,7143
6	0	3	3	0	0	0	28	37	65	1,2923	0,7126	0,9538	0,6813
7	1	5	6	1	0	1	28	34	62	2,7097	1,3642	0,9032	0,6154
8	1	1	2	0	0	0	26	29	55	0,9455	0,4893	0,9636	0,5930
9	0	3	3	0	0	0	25	28	53	1,4151	0,7188	0,9434	0,5594
10	2	1	3	0	0	0	25	25	50	1,5000	0,7194	0,9400	0,5259
11	3	2	5	0	0	0	23	24	47	2,4468	1,1408	0,8936	0,4699
12	1	0	1	0	1	1	20	22	42	0,4762	0,2494	0,9762	0,4587
13	2	2	4	0	0	0	19	21	40	1,9000	0,9208	0,9000	0,4129
14	1	3	4	0	0	0	17	19	36	1,8889	0,9115	0,8889	0,3670
15	1	4	5	0	0	0	16	16	32	2,5000	1,0887	0,8438	0,3097
17	0	1	1	0	0	0	15	12	27	0,5556	0,2469	0,9630	0,2982
18	0	1	1	0	0	0	15	11	26	0,5769	0,2441	0,9615	0,2867

Tabelle 12. (Fortsetzung)

t (Monate)	b(A) (Werte aus Tabelle 10)	b(B) (Werte aus Tabelle 10)	b(A+B) = b(A) + b(B)	z(A) (Werte aus Tabelle 10)	z(B) (Werte aus Tabelle 10)	z(A+B) = z(A) + z(B)	n(A) (Werte aus Tabelle 10)	n(B) (Werte aus Tabelle 10)	n(A+B) = n(A+B) − b(A+B) − z(A+B) vom Zeitpunkt davor	e(A) (Erläuterungen s. S.1 Punkt 3 im Text)	var(A) (Erläuterungen s. S.1 Punkt 5 im Text)	Gesamtüberlebenswahrscheinlichkeit Gruppe A+B Q(A+B)	P(A+B)
1*	2*	3*	4*	5*		6*	7*	8*	9*	10*	11*	12*	
19	1	0	1	0	0	0	15	10	25	0,6000	0,2400	0,9600	0,2752
20	1	0	1	0	0	0	14	10	24	0,5833	0,2431	0,9583	0,2638
21	1	0	1	0	0	0	13	10	23	0,5652	0,2457	0,9565	0,2523
23	0	2	2	0	0	0	12	10	22	1,0909	0,4723	0,9091	0,2294
24	0	0	0	1	0	1	12	8	20	0,0000	0,0000	1,0000	0,2294
26	0	2	2	0	0	0	11	8	19	1,1579	0,4604	0,8947	0,2052
27	0	0	0	1	0	1	11	6	17	0,0000	0,0000	1,0000	0,2052
29	0	0	0	0	1	1	10	6	16	0,0000	0,0000	1,0000	0,2052
31	1	0	1	0	0	0	10	5	15	0,6667	0,2222	0,9333	0,1915
32	0	0	0	2	1	3	9	5	14	0,0000	0,0000	1,0000	0,1915
34	1	0	1	1	1	2	7	4	11	0,6364	0,2314	0,9091	0,1741
35	1	0	1	0	0	0	5	3	8	0,6250	0,2344	0,8750	0,1524
39	0	1	1	1	0	1	4	3	7	0,5714	0,2449	0,8571	0,1306
41	1	0	1	0	0	0	3	2	5	0,6000	0,2400	0,8000	0,1045
42	0	0	0	0	1	1	2	2	4	0,0000	0,0000	1,0000	0,1045
58	0	0	0	1	0	1	2	1	3	0,0000	0,0000	1,0000	0,1045
59	0	1	1	0	0	0	1	1	2	0,5000	0,2500	0,5000	0,0522
60	0	0	0	1	0	1	1	0	1			1,0000	0,0522
	Summe b(A) = B(A) = 22,0000	Summe b(B) = B(B) = 55,0000	Summe b(A+B) = B(A+B) = 77,0000							Summe e(A) = E(A) = 35,1615	Summe var(A) = V(A) = 17,4632		

$\text{Chi}^2 \text{ (Peto-Pike)} = ((22 - 35,16)^2/35,16) + ((55 - 41,84)^2/41,84) = 9,07 \Rightarrow 9,0669$

$\text{Chi}^2 \text{ (Cox-Mantel)} = (22 - 35,16)^2/17,46 = 9,92 \qquad \Rightarrow 9.9195$

Summe e(B) = $\Rightarrow$ (Erläuterungen

E(B) = s.S.76 Punkt 4 im Text)

41,8385

1* Beobachtungs- bzw. Überlebenszeitpunkt t,
   (wann die Todesfälle und die zensierten Werte beobachtet wurden)
2* Anzahl beobachteter Zielereignisse in Gruppe A
   (im Beispiel Todesfälle) im Zeitintervall (ohne die zensierten Werte)
3* Anzahl beobachteter Zielereignisse in Gruppe B
   (im Beispiel Todesfälle) im Zeitintervall (ohne die zensierten Werte)
4* Anzahl beobachteter Zielereignisse beider Gruppen
   (im Beispiel Todesfälle) im Zeitintervall (ohne die zensierten Werte)
5* Anzahl zensierter Werte der Gruppen A und B im Zeitintervall
6* Anzahl zensierter Werte beider Gruppen im Zeitintervall
7* Anzahl der bis „t" überlebenden Patienten der Gruppe A = „unter Risiko"
   (mit Berücksichtigung der zensierten Werte)
8* Anzahl der bis „t" überlebenden Patienten der Gruppe B = „unter Risiko"
   (mit Berücksichtigung der zensierten Werte)
9* Anzahl der bis „t" überlebenden Patienten beider Gruppen = „unter Risiko"
   (mit Berücksichtigung der zensierten Werte)
10* Erwartungswerte für die Ereignisse in Gruppe A
11* Varianzen als Streuungsmaß für die Ereignisse in Gruppe A
12* (Overall survival)
   Q (A+B) = 1 – b(A+B)/n(A+B) und P(A+B) = Q(A+B)(t) · P(A+B)(t – 1)
   Für Inhalt und Berechnungen vergleiche die sinngemäßen Angaben dazu im Text
   zu Tabelle 11 auf S. 76.

---

8. Die beiden Chi^2-Werte werden dann mit den sog. kritischen Werten aus einer Chi^2-Tabelle verglichen, wie diese in nahezu jedem einfachen Statistikhandbuch zu finden sind. Aus dem 2-Gruppenvergleich ergibt sich *ein* Freiheitsgrad [FG = (z – 1) · (r – 1) = (2 – 1) · (2 – 1) = 1]. Bei vorgewählter Irrtumswahrscheinlichkeit α = 0,05 ist der kritische Wert 3,84, für α = 0,01 lautet er 6,63 und für α = 0,001 beträgt er immerhin schon 10,83. Solange man nur 2 Gruppen miteinander vergleicht reichen diese 3 Werteangaben, und man muß künftig nicht mehr in einer Chi^2-Tabelle nachschlagen. Der kritische Wert muß durch den ermittelten Chi^2-Wert überschritten werden oder mindestens gleich groß sein, damit die Nullhypothese des fehlenden Unterschieds verworfen werden kann.

Für den Chi^2-Wert des LogRank-Tests nach *Peto-Pike* erhält man in dem Beispiel 9,0669 und nach *Cox-Mantel* 9,9195. Beide Ergebnisse liegen damit sogar deutlich über dem kritischen Chi^2-Wert auf dem 1%-Niveau. Damit wird die Nullhypothese abgelehnt. Die beiden Überlebenszeitwahrscheinlichkeiten von Gruppe A und B unterscheiden sich somit signifikant voneinander (p < 0,01). Der etwas komplexere LogRank-Test nach *Peto* liefert mit einem entsprechenden Programm (z.B. Testimate) einen Wert von exakt 10,9148. Daraus wird erkennbar, daß die Cox-Mantel-Variante tatsächlich eine annehmbare Näherung vom letzteren Ergebnis nach Peto darstellt, während dieses mit dem Peto-Pike-Test „konservativ" stärker unterschätzt wird. Testimate gibt darüber hinaus folgende exakten p-Werte für die einzelnen Tests aus: $p = 0,0026$ (Peto-Pike), $p = 0,0016$ (Cox-Mantel) und $p = 0,0010$ (Peto). Im allgemeinen reicht aber die Kenntnis aus, ob ein p-Wert kleiner als 0,05 (signifikant), 0,01 („sehr" signifikant) bzw. 0,001 (hochsignifikant) ist oder nicht.

Besonderheiten des Beispiels sind:
1. Ein deutlich unterschiedlicher Stichprobenumfang der beiden miteinander verglichenen Gruppen, der in diesem Ausmaß eigentlich nur bei retrospektiven Studien erwartet werden sollte (Grund bei prospektiven randomisierten Studien: z.B. „drop-outs" wg. Therapieabbruch).
2. Im vorliegenden Beispiel sind die deutlich ungleichen relativen Anteile zensierter Werte zuungunsten von Gruppe A gegenüber der Gruppe B zu kritisieren. Je mehr zensierte Werte es gibt, desto stärker können diese natürlich eine Verfälschung der wahren Verhältnisse bewirken.
3. Der Stichprobenumfang ist zu gering, um das Ergebnis mit einer Power von mindestens zu fordernden 80–90% zu sichern. Aber in diesem Buch sollten ja möglichst reale Beispiele aus der beobachteten klinischen Praxis aufgegriffen werden.

Hinweis auf PC-Statistikprogramme mit Überlebenszeitmodulen

Wem diese „Rechnerei" zuviel ist, der sei an dieser Stelle noch einmal z.B. an das Statistikprogramm „BIAS." von Ackermann (1994/95) als preiswerte Alternative erinnert (vgl. Kap. 1 und die Hinweise auf der letzten Buchseite). Es beinhaltet auch alle in diesem Kapitel durchgerechneten Prozeduren zur Analyse von Überlebenszeiten (mit LogRank-Test nach Gehan, Peto-Pike und Cox-Mantel) nebst einer Grafikausgabe von Kaplan-Meier-Kurven, die

als Hardcopy ausgedruckt werden können. Als Besonderheiten bei den Überlebenszeitschätzungen werden die mittleren bzw. medianen Überlebenszeiten ausgegeben. Außerdem können beliebige Intervalle für die Ausgabe von Ergebnissen angegeben werden (z.B. vierteljährliche, etc.). Zudem erlaubt das Programm wahlweise die numerische und graphische Ausgabe von Vertrauensbereichen in der Kaplan-Meier-Graphik (Konfidenzintervalle nach Hall-Wellner, Hall u. Wellner 1980). Im Zusammenhang mit der begründeten Diskussion, ob Konfidenzintervalle nicht die Aussagekraft von isoliert angegebenen p-Werten übertreffen und daher nur mit diesen gemeinsam berechnet werden sollten, ist dies eine außerordentlich nützliche Beigabe. Außerdem gibt „BIAS." mit jedem Ergebnis ausreichend Literaturhinweise aus (Vorteil für Publikationen und zur eigenen Weiterbildung).
Wer mehr Geld ausgeben kann, dem bietet z.B. noch die Firma IDV in Gauting bei München neben Testimate (vgl. Einlegeblatt am Ende des Buches; u.a. zur Berechnung der Überlebenszeiten und des LogRank-Tests) für eine Reihe weiterer Anwendungen einige ergänzende, ebenfalls deutschsprachige Programme an, z.B. die IDV-Module Nsurv zur Fallzahlschätzung und TopGraph zur graphischen Darstellung von Verlaufskurven (TESTIMATE, München). Mit Testimate werden als Besonderheiten – neben 5 verschiedenen LogRank-Testergebnissen (Chi^2 und p-Werte nach Peto, Gehan-Wilcoxon, Peto-Wilcoxon, Peto-Pike und Cox-Mantel) – die Gesamt-Überlebenswahrscheinlichkeiten („overall survival") errechnet sowie eine zusammenfassende Statistik für die Summe beobachteter und erwarteter Zielereignisse (gemäß Beispiel in Tabelle 12, Teil 2, auf Seite 78: für Gruppe A mit n = 31 Patienten „No. of oberserved : No. of expected" = 22 : 35,2 und für Gruppe B mit n = 60 Patienten 55 : 41,8). Außerdem können zur Stratifizierung zusätzliche Schichtkriterien *innerhalb* der Gruppen berücksichtigt werden (als Stratum z.B. die Nierenfunktion, 1 = pathologisch, 2 = normal).
Wer aber außerdem noch eine Cox-proportional-hazards-Regressionsanalyse zur Untersuchung von Prognosefaktoren oder ähnlich komplexe multivariate Verfahren durchführen will, muß ein teureres Programm kaufen, z.B. SAS, Neuenheimer Landstr. 28–30, Heidelberg. Der Umgang mit einem solchen Programmpaket ist jedoch nur wirklich professionellen Anwendern zu emp-

fehlen. Die (englischen) Handbücher, z.B. zu SAS ab der Version 6.04, machen in vielen Fällen das Studium weiterführender Lektüre überflüssig, da sie oft bis ins Detail gehende Angaben zu den Prozeduren machen *und* dabei häufig auch die zugehörigen Formeln angeben. Mit der in SAS implementierten Makrosprache sind für Spezialisten darüber hinaus viele nicht explizit integrierte Prozeduren nachbildbar.

Ein im allgemeinen ähnlich leistungsfähiges Statistikprogramm stellt z.B. grundsätzlich auch SPSS dar, das allerdings in puncto Überlebenszeitanalysen in der dem Autor vorliegenden Version 3.1 der Hochschullizenz außer einer mitgelieferten Batchdatei noch nichts Adäquates bietet. Ab der Version 4 hat sich das jedoch sehr positiv verändert, so daß es lediglich bis zur Version 3.1 für die hier besprochenen Fragestellungen noch nicht zu empfehlen ist.

Mit allen genannten Programmen ist es übrigens möglich, die errechneten Ergebnisse nicht nur anzuzeigen und auf dem Drucker auszugeben, sondern sie auch als Datei abzuspeichern. Das ermöglicht eine Weiterverarbeitung z.B. mit einem beliebigen Graphikprogramm nach Wunsch oder die direkte Einbindung der Ergebnistabellen in eine Publikation.

Hinweis: „BiAS.“, TESTIMATE, NSURV, SPSS und SAS sind eingetragene Warenzeichen.

5 Referenzbereiche – Theorie und medizinische Anwendung

H. Ackermann

„Referenzwerte" und „Normalität"

Obwohl die Beschäftigung mit dem Gesundheits- und Krankheitsbegriff bis in die Sanskrit- und altchinesische Medizin zurückreicht und, damals wie heute, jeder Arzt bei der Abklärung einer diagnostischen Fragestellung subjektive und objektive Vorstellungen über „Normalität" einbringt, ist die andauernde Diskussion „Was ist normal?" bislang, vielleicht zwangsläufig, ohne ein eindeutiges definitorisches Ergebnis geblieben. In dem Buch von Canguilhem (1977) und in den Arbeiten von Sadegh-Zadeh (1977), Schadewaldt (1977) und Gross u. Wichmann (1979) finden sich lesenswerte Überlegungen zu diesem Thema, die jedoch nicht Gegenstand dieser kurzen Abhandlung sein sollen. Die vorliegende Übersicht stützt sich – eher pragmatisch orientiert – auf das inzwischen allgemein akzeptierte Konzept der „Referenzbereiche" (Gräsbeck u. Saris 1969 und Saris 1979).
Die Definition des Saris-Begriffs *Referenzbereich* erinnert in vielen Details an die statistische Testtheorie. In der Statistik interessiert man sich (der Theorie folgend!) für eine wohldefinierte Population (z.B. männliche Hypertoniker zwischen 20 und 30 Jahren ohne bekannte relevante Begleiterkrankungen) und zieht hieraus eine repräsentative Stichprobe (in der Praxis muß man eher zu einem vorhandenen „Kollektiv" eine zugehörige Population definieren!). Die an der Stichprobe beobachteten Charakteristika dienen als Grundlage dafür, aufgrund eines statistischen Tests oder eines Konfidenzintervalls eine Aussage über Eigen-

schaften der eigentlich interessierenden Zielgruppe (Population, Grundgesamtheit) zu treffen. Die Situation bei Norm- bzw. Referenzbereichen stellt sich ganz ähnlich dar:

Ein *Referenzindividuum* ist ein Individuum, das nach fest definierten *Referenzkriterien* ausgewählt wird. Die *Referenzpopulation* besteht aus allen denkbaren Referenzindividuen, von denen „Referenzwerte" bestimmt werden könnten. Eine *Referenzstichprobe* ist eine der Referenzpopulation nach Zufallskriterien entnommene, repräsentative Stichprobe. Aus den Stichprobenwerten („Meßwerte") wird mit geeigneten statistischen Methoden (vgl. nachfolgende Abschnitte) ein *Referenzbereich* konstruiert (Saris 1979). Zur Vervollständigung der teststatistischen Analogie läßt sich anhand des Referenzbereichs formal die Nullhypothese H_0 ("Der Patient/Proband entstammt der Referenzpopulation") prüfen: Analog zur Irrtumswahrscheinlichkeit α spricht man dabei von dem Risiko für eine „falsch-positive" Diagnose.

Die Definition der Referenzstichprobe entspricht der in der Medizin üblichen Praxis, gewisse Bedingungen zur Akzeptanz eines Kandidaten als „Referenzperson" zu stellen. Mindestens wird man verlangen, daß ein Proband klinisch ohne Befund ist, vielleicht noch ergänzt durch die Forderung nach weiteren negativen, elementaren Laborbefunden. Es ist jedoch vor einer allzu weitreichenden Einschränkung zu warnen, da diese möglicherweise eine Selektion von „kerngesunden" Probanden produziert und die selektierten Probanden damit nicht mehr für die „Normalbevölkerung" repräsentativ sind!

Die praktische Anwendung eines Referenzbereiches macht damit eine genaue und explizite Angabe und spätere Beachtung der Referenzkriterien unumgänglich. In diesem Zusammenhang sollte auch eine mögliche zeitliche Komponente berücksichtigt werden, die, vielleicht bedingt durch veränderliche Umwelteinflüsse, eine gelegentliche Aktualisierung der Referenzbereiche erforderlich macht bzw. diese nur für gewisse Zeitpunkte bzw. nur für gewisse äußere Bedingungen zulässig sein läßt.

Da Mißverständnisse kaum zu befürchten sind, werden hier die Begriffe Referenzbereich, Normbereich und Toleranzbereich synonym behandelt.

„Größe" eines Referenzbereichs

Unter der *Überdeckung P* eines Referenzbereichs versteht man den gewünschten Anteil der Referenzpopulation, den ein Referenzbereich einschließen bzw. überdecken sollte.

Die medizinische Terminologie verwendet nicht den Begriff „Überdeckung P", sondern man spricht stattdessen von der „Spezifität" bzw. von dem Anteil der Untersuchten, die korrekt als „gesund" und damit als „richtig-negativ" bezeichnet werden. Der komplementäre Anteil $\alpha = 1 - P$ setzt sich aus den „Falsch-Positiven" zusammen, also aus den Untersuchten, die in Wahrheit gesund sind, aufgrund des Normbereiches jedoch fälschlich als „krank" bezeichnet werden. (Die analogen Begriffe „falsch-negativ" und „richtig-positiv" (Sensitivität) sind erst unter diskriminanzanalytischen Gesichtspunkten interpretierbar, worauf hier nur am Rande eingegangen wird (vgl. z.B. Abel 1993, Ackermann 1988a).

Nach Konvention kommen als konkrete numerische Werte von P 0,80, 0,90, 0,95 und 0,99 in Betracht: Möchte man z.B. in einer Screeninguntersuchung feststellen, ob bei einem Patienten überhaupt eine Erkrankung vorliegt, so wird man das Risiko $\alpha = 1 - P$ für eine falsch-positive Entscheidung möglichst groß machen, um vorhandene Erkrankung nicht zu übersehen. Möchte man dagegen für differentialdiagnostische Zwecke möglichst wenig falsch-positive Ergebnisse in Kauf nehmen, so wird man „weite" Grenzen des Referenzbereichs bevorzugen und damit P „groß" wählen, vielleicht im Sinne von P = 0,95 oder P = 0,99.

Für die üblicherweise verwendeten Normbereiche mit „P-Erwartung" (diese überdecken „im Mittel" den gewünschten Anteil P der Grundgesamtheit) bietet sich eine Wahl der Überdeckung P in Anlehnung an die besonders in der Pädiatrie geübte Praxis der *Perzentilen* an. Denkt man an die Berechnung von Wachstumskurven von Kindern, so kann man als „sinnvolle" Werte von P die Überdeckungen P = 0,60, 0,80, 0,90, 0,95 verwenden, die den Perzentilen 2,5%, 5%, 10%, 20%, 80%, 90%, 95% und 97,5% entsprechen. Eine hiervon abweichende Wahl ist natürlich ebenfalls denkbar und gleichermaßen statthaft. Mit einer Abstufung der

Überdeckungen läßt sich ein abgestufter „Warnbereich" zwischen „gesund" und „krank" modellieren, um damit Hinweise auf das mögliche Erfordernis einer neuerlichen Vorstellung oder auf die zeitliche Entwicklung des Patienten zu erhalten.

Diskriminanzanalytische Aspekte der Fragestellung werden in der Praxis leider nur selten beachtet: Die Weite des Normbereichs sollte sich auch an den vermuteten Differentialdiagnosen, möglicherweise aber auch an den jeweiligen therapeutischen Konsequenzen orientieren, denn nicht für jede Diagnose grenzt ein 95%-Normbereich die „Kranken" gleich gut gegen die „Gesunden" ab: Die Wertebereiche der Gesunden und der Kranken können sich mehr oder weniger überlappen. Vielmehr sollte die Überdeckung P so gewählt werden, daß man bei praktischer Anwendung der Normbereiche eine möglichst geringe Rate falsch-positiv und falsch-negativ erwarten darf, um somit eine möglichst große Sensitivität und Spezifität zu erzielen. Diese diskriminanzanalytischen Aspekte der Fragestellung werden ausführlich z.B. bei Ackermann (1988a) und Abel (1993) behandelt.

„$\bar{x} \pm 2s$"-Bereiche

Die sog. „$\bar{x} \pm 2s$"-Bereiche ($\bar{x}$ = arithmetischer Mittelwert, s = Standardabweichung) setzen neben einer quantitativen Skala der Meßwerte eine Gauß-Verteilung (die im vorliegenden Kontext besser nicht als „Normalverteilung" bezeichnet werden sollte!) der Daten in der Grundgesamtheit voraus, eine Annahme, die sehr kritische untersucht werden muß; vgl. Sie bitte hierzu auch den Abschnitt „Nichtparametrische Referenzbereiche", S. 88. Selbst wenn man von diesem Einwand absieht, muß man bedenken, daß „$\bar{x} \pm 2s$"-Bereiche keineswegs, wie vielfach behauptet, einen Anteil von 95% einer Grundgesamtheit überdecken: In der Arbeit von Ackermann (1983b) wird gezeigt, daß bei kleinen Stichproben von etwa n = 10 Werten nur ein Bereich von (erwartet) etwa 90% erfaßt wird, ab etwa n = 85 erreicht man eine Überdeckung von ca. 95%, die sich für n > 85 weiter vergrößert. Insgesamt läßt sich also kein sachlicher Grund zur Berechnung von

„$\bar{x} \pm 2s$"-Bereiche erkennen, zumal mathematisch exakte Methoden existieren.

Parametrische Referenzbereiche

Ein typisches Beispiel für eine Anwendung parametrischer Referenzbereiche stellt das Merkmal „Leukozytenkonzentration" dar. Aufgrund langer Erfahrung kann man davon ausgehen, daß die Anzahl Leukozyten pro µl Blut in der Grundgesamtheit aller „gesunden" Erwachsenen in guter Näherung einer Gauß-Verteilung folgt. Mit Hilfe der Formel

$$[L, R] = [\bar{x} - t_{1-\alpha/2,n-1} \cdot \sqrt{((n + 1)/n)} \cdot s, \bar{x} + t_{1-\alpha/2,n-1} \times$$
$$\times \sqrt{((n+1)/n)} \cdot s]$$

$$\text{mit} \qquad P[|t| > t_{1-\alpha/2,n-1}] = \alpha$$

wurde auf Grundlage einer repräsentativen Stichprobe zu n unabhängigen Leukozytenzahlen ein parametrischer Normbereich mit dem arithmetischen Mittel $\bar{x}$ = 7000, der unteren Grenze L = 2800 und der oberen Grenze R = 11200 berechnet (Angaben nach Lorenz 1988 und Dokumenta Geigy 1980).
Abbildung 21 veranschaulicht die Situation. Die hier zur Illustration verwendeten Daten sind n = 1000 Gauß-verteilte Zufallszahlen mit den beiden Parametern µ = 7000 und $\sigma \approx (R - L)/4$ = 2100. (Zur Datenerzeugung und zur graphischen Darstellung wurde das Programmpaket „BiAS." (Ackermann 1994) verwendet.)
Es wird dringend empfohlen, mit Hilfe eines einschlägigen Tests (z.B. Shapiro-Wilk-Test) zu untersuchen, ob die vorliegende Stichprobe denkbarerweise einer Gauß-Verteilung entstammt; zum konservativen Test ist eine „große" Irrtumswahrscheinlichkeit α ($\alpha \geq 0{,}10$!) angemessen. (Im Beispiel der Leukozytenverteilung ergibt sich mit dem Shapiro-Wilk-Test p = 0,31 > α = 0,10.)

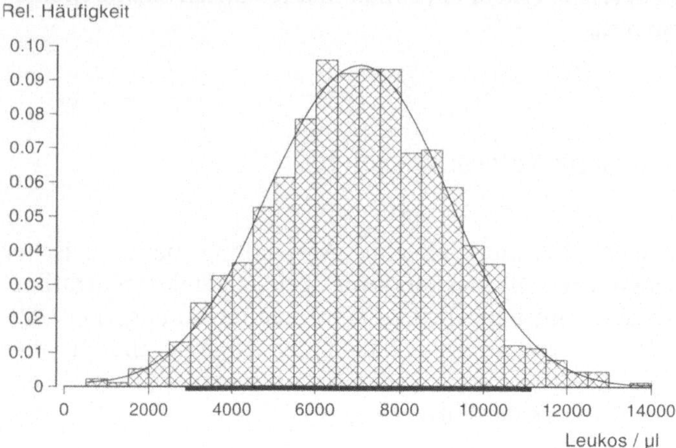

Abb. 21. Referenzbereiche für Leukozyten gesunder Personen.

Problematisch bleibt bei allen Methoden, die auf der Gauß-Verteilung basieren, daß bei mehr oder weniger schiefen Verteilungen die tatsächliche Überdeckung des errechneten Bereichs in unkontrollierter Weise vom Schiefe-Koeffizienten der Verteilung abhängt (vgl. auch Ackermann 1983b). Nach Ansicht des Autors ist die Annahme einer Gauß-Verteilung in der Medizin und Biologie ohnehin nur in den seltensten Fällen gerechtfertigt, so daß von parametrischen Bereichen nach Möglichkeit Abstand genommen werden sollte. Als „verteilungsfreie" Alternative bieten sich nichtparametrische Normbereiche an, die – unabhängig vom Typ einer Verteilung – immer berechnet werden können.

Nichtparametrische Referenzbereiche und Perzentilen

Eine Unterstellung bestimmter Verteilungseigenschaften für *Einzelwerte* ist problematisch, denn damit werden mathematische Modelle wie das der Gauß-Verteilung zugrundegelegt, die u.U. keinen geringen Einfluß auf die Resultate einer Untersuchung besitzen. Typische Abweichungen von einer Gauß-Verteilung sind in der Medizin bekanntlich schiefe Verteilungen, die z.B. bei der Verteilung von Laborwerten wie GOT, γ-GT, TSH etc. oder bei Verteilungen von Schwellenwerten oder „Indizes" wie De-Ritis-Quotient, Sokolow-Index etc. auftreten: Elveback, Guillier und Keating zeigen bereits 1970 in einer praktischen Untersuchung von Laborwerten, daß für die Mehrzahl der betrachteten Variablen keine Gauß-Verteilung zu unterstellen war. Allein diese Arbeit bietet hinreichende Gründe, in der Medizin und Biologie grundsätzlich keine parametrischen, sondern ausschließlich nichtparametrische („verteilungsfreie") Normbereiche zu verwenden.

Die Berechnung nichtparametrischer Normbereiche beruht auf Tukey's Prinzip der „Statistisch äquivalenten Blöcke", deren mathematische Grundlagen in der interessanten Monographie von Guttman (1970) nachgelesen werden können. Im univariaten Fall – wenn man also nur genau eine Variable untersucht – läßt sich dies sehr einfach darstellen:

Man geht von einer Stichprobe x_i: $i = 1, 2, ..., n$ von n quantitativen Werten aus. Diese n Werte x_i kann man der Größe nach anordnen und erhält symbolisch die Werte $x_{(i)}$: $i = 1, 2, ..., n$ (bitte Klammerung des Indexes beachten!), für die gilt: $x_{(1)} \leq x_{(2)} \leq ... \leq x_{(n)}$. Mit diesen n ranggeordneten Werten kann man Tukey's Blöcke B_i definieren; üblicherweise zählt man nur die rechte Grenze zum Intervall, wie symbolisch durch die rechte eckige Klammer angedeutet wird:

$$B_i = (x_{(i-1)}, x_{(i)}]: i = 1, ..., n + 1$$

Für $x_{(0)}$ wird „$-\infty$" und für $x_{(n+1)}$ wird „$+\infty$" eingesetzt, so daß also mit Hilfe von n Werten $n + 1$ Blöcke B_i definiert werden. Jeder dieser $n + 1$ Blöcke besitzt die gleiche „Überdeckung", d.h. man erwartet, daß jeder Block einen Anteil von $1/(n + 1)$ der Grundgesamtheit überdeckt. Faßt man jetzt k benachbarte Blöcke zusammen, so ist es plausibel, daß diese *zusammen* den Anteil $k/(n + 1)$ der Grundgesamtheit überdecken sollten. (Eine mathematische Begründung findet sich u.a. bei Guttman 1970).

Zur praktischen Berechnung eines Normbereichs kehrt man die letzte Argumentation um. Wünscht man sich eine Überdeckung P des zweiseitigen Normbereichs mit P = 0,95 und hat eine Stichprobe zu n = 199 erhoben, so muß der Normbereich aus den „inneren" $(n + 1) \cdot 0,95 = 190$ Blöcken bestehen bzw. die untere Grenze des Bereichs ergibt sich mit $x_{(5)}$, die obere Grenze mit $x_{(195)}$. Der Index i_u der unteren Grenze wird errechnet durch $i_u = (n + 1) \cdot (1 - P)/2$, der Index i_o der symmetrischen oberen Grenze durch $i_o = (n + 1) - i_u$. Die Klammerung der Indizes von x symbolisiert auch hier den Bezug auf die ranggeordneten Werte: $x_{(i)}$ ist der i-te Wert in der ranggeordneten Folge!

Häufig ist es nicht möglich, den Stichprobenumfang so zu wählen, daß sich die Indizes i_u und i_o der unteren und oberen Grenze – wie im Beispiel des Stichprobenumfanges n = 199 – als ganzzahlige Werte ergeben. In diesem Fall werden Interpolationen erforderlich, die optimal als lineare Interpolationen durchgeführt werden (vgl. Beran u. Hall 1993). Da eine per-Hand-Berechnung eines nichtparametrischen Normbereichs wegen des beachtlichen Aufwands bei der Rangordnung der Werte ohnehin kaum in Frage kommt, können dazu zweckmäßigerweise einschlägige Computerprogrammpakete herangezogen werden; die hier beschriebenen Berechnungen sind sämtlich mit dem statistischen Programmpaket „BiAS." (Ackermann 1994) durchführbar. Die einfache Beziehung zwischen den Größen P, i_o, i_u und n kann zur Planung eines Kollektivumfangs zur Ermittlung eines nichtparametrischen Normbereiches mit P-Erwartung benutzt werden. Als Vorüberlegung sollte man bedenken, daß ein Normbereich sicher nicht nur von den Extremwerten der Stichprobe abhängen sollte, sondern daß man mindestens die m_u kleinsten und die m_o größten Blöcke „eliminieren" möchte. Nach Wahl einer Überdeckung P berechnet sich der erforderliche Stichprobenumfang n mit

$$n = (m_u + m_o)/(1 - P) - 1.$$

In den Wissenschaftlichen Tabellen Geigy (1980) und in einschlägigen statistischen Tafelwerken finden sich umfangreiche Tabellen zur Fallzahlberechnung (auch für Bereiche mit „P-Inhalt", die hier nicht weiter behandelt werden). Mit einigen Tabellen können auch speziellere Fragen beantwortet werden; z.B. kann man zu einem gegebenen Stichprobenumfang n ablesen, welcher Anteil P der Population (im Mittel) von den beiden Extremwerten der Häufigkeitsverteilung eingeschlossen wird. Es zeigt sich, daß für einen einseitigen 95%-Bereich mindestens n = 19 [(19 + 1) · 0,95 = 1 Block!] Werte vorhanden sein müssen, eine – mathematisch und medizinisch – zufriedenstellende Fallzahl jedoch wesentlich größer sein sollte: Vielfach wird als untere Grenze des Kollektivumfanges n = 50, gelegentlich sogar n > 100 empfohlen.

Abbildung 22 zeigt die Verteilung einer Stichprobe zu n = 118 Werten des Schilddrüsenhormons TSH; (Daten von Prof. Maul, Frankfurt; sie entstammen einer Untersuchung, die sich u.a. mit der Etablierung von Normwerten beschäftigte). Der errechnete parametrische 95%-Normbereich ergibt sich mit (–0,28 : 3,41), eine korrekte Berechnung des adäquaten nichtparametrischen Normbereiches – also ohne die Voraussetzung „Gauß-Verteilung" – führt zu den Grenzen (0,20; 4,02).Die Überprüfung der n = 118 Einzelwerte auf eine mögliche Gauß-Verteilung weist auf die auch graphisch augenfällige Asymmetrie der Daten hin (p < 0,000001, Shapiro-Wilk-Test), die Grund für die unsinnige linke Grenze der Gauß-orientierten Methode ist. (Alle Berechnungen wurden mit dem statistischen Programmpaket „BiAS." (Ackermann 1994) durchgeführt.)

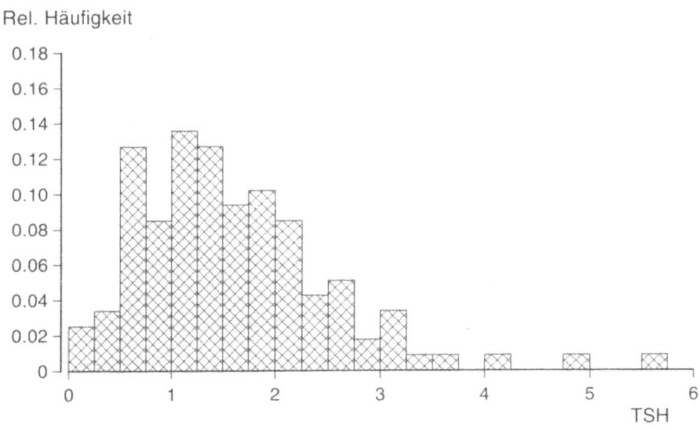

Abb. 22. Histogramm für TSH, n = 118 „Gesunde".

In der medizinischen und in der statistischen Literatur findet man gelegentlich Angaben von Perzentilen – am häufigsten möglicherweise in der Pädiatrie, wenn man nur z.B. an die bekannten altersabhängigen Perzentilenkurven für Körperlänge und -gewicht von Kindern denkt. In den neueren statistischen Lehrbüchern hat sich eindeutig eine Perzentilenberechnung durchgesetzt, die mit der Berechnung der nichtparametrischen Normbereiche identisch ist. Andere Methoden (z.B. von n Werten die 2,5% kleinsten und 2,5% größten „wegstreichen") führen natürlich in der Regel zu ganz ähnlichen Ergebnissen, in Hinblick auf die klare Interpretierbarkeit und mathematische Eindeutigkeit sollte man jedoch der Berechnung der „Statistisch äquivalenten Blöcke" nach Tukey den Vorzug geben.

Einseitige und zweiseitige Referenzbereiche

Bei vielen medizinischen „Parametern" sind untere Normgrenzen irrelevant und nur die Überschreitung der *oberen* Normgrenze weist auf einen möglichen pathologischen Prozeß hin. Die bereits besprochenen Methoden lassen sich fast unmodifiziert auch für *ein*seitige Normbereiche anwenden.

Einseitige parametrische Normbereiche kann man durch eine einfache Verdopplung des Werts $\alpha = 1 - P$ erhalten (symbolisch: $\alpha' := 2\alpha$): Man bestimmt nun lediglich die obere Normbereichsgrenze, diese jedoch gerechnet mit α'. Eine untere Grenze des Bereichs existiert dabei nicht.

Einseitige nichtparametrische Normbereiche erhält man ebenfalls per Rangordnung und Elimination der extrem liegenden Blöcke. Die untere Grenze entfällt, der Index i_o der oberen Grenze berechnet sich gemäß $i_o = (n + 1) \cdot P$. Zur Fallzahlberechnung wird $m_u = 0$ gesetzt.

Multiple Bereiche

Im Verlauf der ärztlichen Diagnosefindung tritt in der Regel das Problem auf, aufgrund von nicht nur einem, sondern von mehreren Norm- bzw. Referenzbereichen eine diagnostische Entscheidung zu treffen. Bei Verwendung von nur einem Normbereich ist das Risiko für eine falsch-positive Entscheidung per definitionem bekannt, Schwierigkeiten – jedenfalls statistischer Art – treten aber bereits bei einer Beurteilung des Risikos für richtig-negative bzw. für falsch-positive Diagnosen bei gleichzeitiger Betrachtung von mehreren klinischen Parametern auf.

Beispiel: Verwendet man in der Kardiologie die 4 Parameter Herzfrequenz, Blutdruck, LDH und den De-Ritis-Quotienten OT/PT, so beträgt für einen „gesunden" Probanden die Wahrscheinlichkeit, mit jedem seiner 4 Werte in dem entsprechenden Normbereich (berechnet jeweils für P = 95%) zu liegen, nur noch $\geq P^4 = 0{,}95^4 = 0{,}81$ (Spezifität!), d.h. das Risiko für eine falsch-positive Entscheidung ist u.U. beträchtlich angestiegen. Das Gegenteil gilt für den Anteil der richtig-negativen Entscheidungen (Spezifität), Analoges für richtig-positiv (Sensitivität) und für falsch-negativ. Um in einer solchen Situation ein gewünschtes Gesamtrisiko von z.B. $\alpha = 0{,}05$ für eine falsch-positive Diagnose zu gewährleisten, kann man analog zur Situation in der Testtheorie die Überdeckung $P^* = 1 - \alpha^*$ aller k individuellen Normbereiche gemäß $\alpha^* = \alpha/k$ korrigieren („Bonferroni-Korrektur", diese induziert „größere" Normbereiche!). Diese Methode ist jedoch nur für kleine Werte von k akzeptabel (z.B. jeweils für bestimmte Organe), da sich ansonsten die zu erwartende Rate falsch-negativ in Abhängigkeit von den Korrelationen zwischen den Variablen beachtlich vergrößern kann. So könnte man ergänzend zu dem letzten Beispiel k = 5 multiple Normbereiche für die Leber mit GOT, GPT, γ-GT, AP und Bilirubin oder k = 3 multiple Normbereiche für Thyroxin, Trijodthyronin und Kalzitonin in der Schilddrüsendiagnostik verwenden.

Multivariate Bereiche

Eine interessante, allerdings aufwendigere Alternative zu „multiplen" Normbereichen sind „multivariate" Normbereiche, die man nicht nur für jeweils genau einen, sondern simultan für mehrere medizinische Parameter bestimmen kann. Multivariate Normbereiche berücksichtigen neben der Kontrolle falsch-positiver Entscheidungen auch die Korrelationen zwischen den Variablen, wie dies, jedoch unter Informationsverlust, von der Berechnung von sog. „Indizes" wie Sokolow-Index oder De-Ritis-Quotient bekannt ist.

Das „klassische" Vorgehen ist die Berechnung von *parametrischen,* multivariaten Normbereichen: Die weiter oben angeführten Gesichtspunkte zur Problematik der dabei unterstellten Gauß-Verteilung treffen hier um so nachhaltiger zu, da jetzt offenbar sogar eine *multivariate* Gauß-Verteilung gefordert werden muß. Die bekannten parametrischen Verfahren scheiden somit in der Medizin weitgehend aus, sehr interessante Aspekte besitzen jedoch vor der Berechnung durchzuführende Box-Cox-Transformationen:

Box und Cox (1964) betrachten eine Familie von Transformationen, die vermöge der Beziehung

$$\lambda \neq 0: \psi(\lambda, x) = (x^\lambda - 1)/\lambda \quad \text{und} \quad \lambda = 0: \psi(\lambda, x) = \exp(x)$$

als eine stetige Funktion von λ definiert ist. Die Bestimmung von λ bei gegebener multivariater Stichprobe ist nicht einfach, so daß hierzu etwa auf Rode und Chinchilli (1988) verwiesen wird. In vielen Fällen läßt sich so eine einer Gauß-Verteilung ähnliche, multivariate Verteilung herstellen, um die parametrische Theorie anwendbar zu machen. Zur späteren praktischen Anwendung müssen natürlich Transformationen entweder der Normbereiche oder der Daten zukünftiger Patienten vorgenommen werden.

Multivariate, nichtparametrische Normbereiche werden zusammenfassend in der Monographie von Guttman (1970) beschrieben. Die besonders in der Medizin relevante Skaleninkommensurabilität findet in den Arbeiten von Abt (1982) und Ackermann (1983a,1985) Berücksichtigung. Da diese Verfahren für mehr als 2 Dimensionen (Variablen) nicht mehr mit „Bleistift und Papier" durchzuführen sind, wurden dazu umfangreiche Programme entwickelt (Ackermann 1988b). (Eine Beschreibung der Konstruktionsmethode würde über den Umfang dieser Arbeit hinausführen).

Beispiel: Dem in Abb. 23 dargestellten nicht-parametrischen Normbereich liegen n = 963 Wertepaare von Körperlänge und Körpergewicht in Frankfurt geborener, deutscher Kinder zugrunde; die gewählte Überdeckung P beträgt P = 0,95. Einzelheiten finden sich bei Makosch et al. (1982) (Daten von Prof. Hövels, Frankfurt).
Der errechnete Normbereich kann – eben wegen der Berücksichtigung der bekannten Korrelation zwischen Größe und Gewicht – auch solche Kinder als „pathologisch" identifizieren, die, jeweils univariat beurteilt, zwar noch als „normal" einzustufen sind, deren Verhältnis Größe:Gewicht aber nicht der physiologisch „normalen" Vorstellung entspricht. (So kann man etwa ein Neugeborenes mit 53 cm/2200 g formal als Mangelgeburt identifizieren.) Im Sinne der multivariaten Normbereiche ist zu betonen, daß die vorgegebene Rate $\alpha = 1 - P$ falsch-positiver Ent-

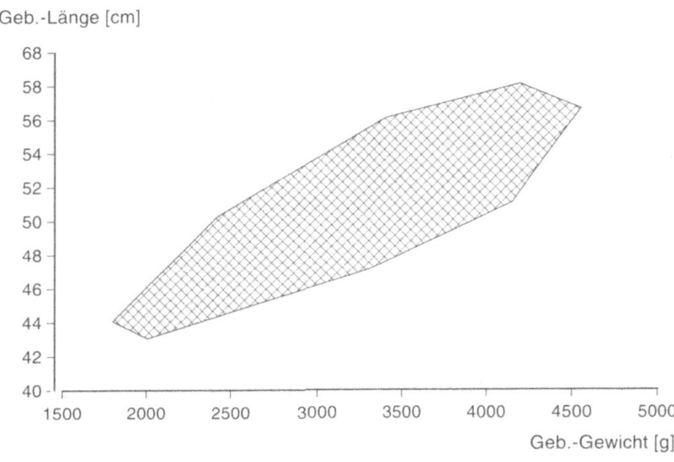

Abb. 23. 95%-Normbereich für Körperlänge und -gewicht Neugeborener.

scheidungen für den bivariaten Bereich gilt, hier also keine Probleme mit der Multiplizität von Normbereichen auftreten.

Der oben genannte Vorteil der multivariaten Normbereiche, auch eine Beurteilung der Korrelation zwischen 2 oder mehreren Variablen zu gestatten, muß durch den Nachteil erkauft werden, daß alle Variablen eine etwa „gleiche" Bedeutung für die diagnostische Fragestellung besitzen sollten – ein Problem, das grundsätzlich bei der Beurteilung mehrerer Parameter unterschiedlicher Dimensionierung vorhanden ist. In vielen Fällen – so auch hier – ist diese Annahme ohne größere Zweifel plausibel.

Parametrisch orientierte Leser/innen könnten im vorliegenden Beispiel auch an eine Berechnung eines bivariaten, parametrischen Referenzbereiches denken, wobei aufgrund des Kapteyn-Effekts wenigstens bei den Körpergewichten eine log-Transformation durchgeführt werden sollte.

Normbereiche mit Kovariablen

Das Alter stellt eine wichtige Kovariable dar, die häufig eine „geschlossene" Auswertung des Datenmaterials verhindert. Die Unterteilung in Altersklassen führt häufig zu sehr kleinen Fallzahlen innerhalb einer Altersklasse oder aber zu sehr großen Altersklassen. Entsprechendes gilt auch für andere relevante Kovariablen (Expositionsdauer, Körpergewicht oder andere „störende" Begleitvariablen).

Vielfach lassen sich quantitative Kovariablen, dabei speziell das Alter, recht einfach berücksichtigen: Bitter u. Ackermann (1990) untersuchten die Altersabhängigkeit von Gesichtsschädelmaßen zur postoperativen Beurteilung von Lippen-Kiefer-Gaumenspalten-Patienten. Es zeigte sich, daß bei fast allen Gesichtsschädelmaßen (z.B. Y = Abstand Tragus-Unterkiefer) der Einfluß der Kovariablen „X = Alter" durch die Exponentialfunktion

$$f(X) = c + b_o \cdot (1 - \exp(b_1 \cdot X))$$

eliminiert werden konnte, so daß nichtparametrische Normbereiche für die „Residuen" (d.h. für die Differenzen $Y' = f(X) - Y$) berechnet werden konnten. (Grundsätzlich können auch z.B. Polynome oder Splines angepaßt werden.) Diese Methode setzt natürlich eine kritische Prüfung der Residuen voraus, denn diese müssen selbstverständlich ihrerseits alters*unabhängig* sein, wie man mit Hilfe der Regressionsrechnung mit der Zielgröße Y' und der Einflußgröße X = Alter untersuchen kann. Im vorliegenden Beispiel wurde diese Annahme trotz der beachtlichen Altersspannweite von 0–80 Jahren optimal erfüllt.

Analog zum univariaten Fall kann auch im multivariaten Fall eine Angabe von Perzentilen-transformierten Werten von Interesse sein: Dazu bietet sich im parametrischen Fall die sog. Mahalanobis-Distanz an, die auf Grundlage der Varianz-Kovarianz-Matrix einen standardisierten Abstand definiert; dieser läßt sich im Univariaten auf den bekannten Abstand $\delta = (x - \bar{x})/s$ in Einheiten der Standardabweichung s zurückführen. Im nichtparametrischen Fall kann die parametrische Mahalanobis-Distanz durch ein nichtparametrisches Analogon ersetzt werden (vgl. Abt 1993).

Stratifizierte Bereiche

Im letzten Abschnitt wurde die quantitative Variable „Alter" als Kovariable aufgefaßt, um das Bilden von Altersklassen zu vermeiden. Bei quantitativen Größen ist dieses Vorgehen sehr oft möglich, dagegen wird man bei qualitativen Variablen (z.B. Geschlecht) eher sog. Strata, also *Teilpopulationen* definieren (z.B. weiblich/männlich) und für alle Strata „stratifizierte" Normbereiche berechnen. Die Umsetzung dieses einfachen Beispiels findet sich in jedem Lehrbuch über medizinische Normalwerte wieder und folgt auch aus der oben skizzierten Definition von Saris der Referenzbereiche.

Beispiele für die Bildung von Strata sind hinlänglich bekannt: Geschlecht, Rasse, geographische Region, Konstitution, Tagesrhythmik, Lebensgewohnheiten, Alkohol- und Nikotinabusus, Milieu, Arbeitsbedingungen, Medikamenteneinnahme und viele andere mehr; interessierte Leser/innen seinen dazu z.B. auf Gross und Wichmann (1979) hingewiesen. Elveback (1973) schlägt zur Standardisierung dieser Fülle von Informationen eine Berechnung von spezifischen stratifizierten Perzentilen vor, die dem behandelnden Arzt als „bereinigte" Werte angegeben werden und diesem Vergleiche zwischen Patienten der unterschiedlichen Strata-Kombinationen gestatten bzw. eine Vergleichbarkeit zwischen den verschiedenen Kategorien gewährleisten.

Graphische Methoden

Robinson und Bevan (1993) verwenden die von ihnen so bezeichnete „HOTH-Graphen" („how often that happens") als Alternative zu konventionellen Referenzbereichen. Anhand solcher Graphiken kann man die geschätzte Wahrscheinlichkeit dafür ablesen, daß ein vorliegender oder ein extremerer Wert (z.B. ein Laborwert eines Patienten) auftritt. Diese Graphen können als äquivalent zu den oben erwähnten Perzentilenkurven z.B. in der Kinderheilkunde und zu den Perzentilen-transformierten Werten bei uni- und multivariaten Normbereichen aufgefaßt werden. Williams et al. (1993) beschreiben graphische Methoden zur Beurteilung von „Normalität" mit Hilfe von Speichendiagrammen: Auf einem Kreis werden als „Speichen" eines Rads alle für eine diagnostische Fragestellung relevanten Parameter angeordnet. Verbindet man alle in Perzentilen transformierte Werte eines Patienten durch einen geschlossenen Polygonzug, so gestattet die resultierende Darstellung eine intuitive Beurteilung des Zustands eines Patienten. Ziel der Methode könnte sein, für definierte Diagnosen typische „Polygonmuster" zu erkennen. Eine quantitative Aussage im Sinne einer Angabe der Fehlklassifikationsraten „falsch-positiv" etc. ist hierbei nicht möglich, ebenfalls kann die Feststellung von „Mustern" nicht objektiv erfolgen, sondern muß unter medizinisch-klinischen Gesichtspunkten beurteilt werden. Merkouriou und Dix (1988) beschreiben eine ebenfalls graphische Methode zur Definition von „normal". Hierbei betrachtet man die relative Häufigkeitssumme (kumulative Häufigkeit), die sich bei Vorliegen einer Gauß-Verteilung der typisch sigmoidförmigen Verteilungsfunktion der Gauß-Verteilung anpaßt und faßt denjenigen Bereich als „Normbereich" auf, der dem zentralen, etwa linearen Anteil der Kurve entspricht – einem Anteil von etwa 75%, so daß etwa 25% „Falsch-positive" zu akzeptieren sind. Sieht man von der Willkür der Modellwahl ab, so ist wegen der ebenfalls nicht willkürfrei möglichen Definition und der Beurteilung des linearen Anteils der Kurve auch hier eine objektive Bestimmung der oben genannten Fehlklassifikationsraten problematisch.

J. Windeler

Die Untersuchung, wie sich medizinische Entscheidungen auswirken, z.B. die Durchführung diagnostischer Tests, die Anwendung operativer und konservativer Therapien oder die Einleitung von Präventionsmaßnahmen, ist nur in klinischen Studien möglich, an deren Methodik eine Reihe grundlegender methodischer Anforderungen gestellt werden. Diese methodischen Prinzipien werden seit Jahrzehnten fortentwickelt und haben, zumindest was die Prüfung von Arzneimitteln betrifft, Eingang in offizielle Richtlinien und Empfehlungen gefunden (z.B. die „Grundsätze für die ordnungsgemäße Durchführung der klinischen Prüfung von Arzneimitteln", 1987, oder die Empfehlungen zum „Good Clinical Practice").

Wichtige Anforderungen an eine klinische Studie sind:
- randomisierte Zuteilung der Patienten,
- doppelblinde Studienführung,
- Festlegung eines klinisch relevanten Zielkriteriums vor Studienbeginn,
- entsprechende Fallzahlplanung.

Zusätzlich hat ein Stichwort in den letzten Jahren Verbreitung gefunden, das sich im wesentlichen auf die Auswertung von Studien zu beziehen scheint: „intention to treat". Die Propagierung dieser Vorgehensweise hat immer wieder zu Mißverständnissen geführt (z.B. Chapuy et al. 1992, Tilyard et al. 1992), obwohl das Problem und auch das wesentliche Lösungsprinzip spätestens seit den 60er Jahren bekannt sind. Zweifellos haben einige Unklarheiten auch dazu beigetragen, daß bis heute ein gewisses Unbehagen gegenüber diesem Vorgehen besteht und es sich nur zögerlich in der Praxis klinischer Studien durchsetzt. Deshalb soll dargestellt werden, warum der dem Intention-to-treat-Prinzip zugrundeliegende pragmatische Studienansatz unerläßlich ist und welche Konsequenzen sich hieraus für die Durchführung der Auswertung im Sinne des Intention-to-treat-Prinzips ableiten lassen.

Typische Studiensituation

In den meisten klinischen Studien treten spätestens am Ende der Studie, vor Beginn oder während der Auswertung Probleme auf, die durch folgende Fragen beschrieben werden können:
- Sollen Patienten in die Auswertung einbezogen werden, die die Medikation z.B. wegen mangelnder Compliance nur unzureichend eingenommen haben?
- Sollen Patienten in der Auswertung verbleiben, bei denen die aufgrund der Randomisierung geplante Operation nicht durchgeführt werden konnte?
- Sollen Patienten in der Auswertung verbleiben, bei denen die vorgesehene Therapie nicht über die geplante Zeit vollständig durchgeführt werden konnte, z.B. weil sie frühzeitig verstorben sind, schwerwiegende Nebenwirkungen aufwiesen oder andere Hinderungsgründe auftraten?
- Sollen Patienten in der Auswertung verbleiben, für die sich die Anfangsdiagnose, unter der sie in die Studie eingeschlossen wurden, im nachhinein als unrichtig erwies?

Von einer klinischen Prüfung wird erwartet, daß für eine bestimmte Indikation eine Aussage über die Auswirkung einer Therapie, speziell über die eines Arzneistoffs getroffen werden kann. Es soll die Veränderung eines Merkmals durch die Anwendung einer Maßnahme *erklärt* werden. Wenn diese Überlegungen als Grundlage einer Studie angesehen werden, müßten alle oben gestellten Fragen mit Nein beantwortet werden. Es wäre also sinnvoll, daß Patienten, die im Nachhinein ungeeignet erscheinen, aussagefähige Informationen zum Effekt einer Maßnahme beizutragen, in der Auswertung unberücksichtigt bleiben. Folgt man dieser Argumentation weiter, dann könnte folgende Vorgehensweise gerechtfertigt erscheinen:

- Da die Studie die Anwendung der Therapie über einen spezifizierten Zeitraum prüfen sollte, bleiben alle Patienten in der Auswertung unberücksichtigt, die diese Bedingung nicht erfüllen, bei denen also die Therapie in irgendeiner Weise unvollständig (s. oben) durchgeführt wurde.
- Da die Studie die Wirksamkeit der Therapie bei einer spezifizierten Diagnose unter spezifizierten Rahmenbedingungen prüfen sollte, bleiben alle Patienten unberücksichtigt, bei denen sich die Diagnose als unzutreffend herausgestellt hat bzw. Rahmenbedingungen nicht eingehalten wurden.

Das Problem

Der nachträgliche Ausschluß von Patienten bei der Auswertung einer Studie findet also statt, um in der Verumgruppe nur diejenigen Patienten zu berücksichtigen, die geeignet sind, Informationen über die Wirksamkeit der Therapie in der spezifizierten Situation beizutragen. Die Argumentation ist bis hierher auch gut nachvollziehbar. Das Problem ergibt sich jedoch dort, wo die Frage nach dem Vorgehen in der bisher unbeachtet gebliebenen Kontroll- (häufig Plazebo-)gruppe beantwortet werden muß. Welche Patienten sind in der eben dargestellten Weise in der Plazebogruppe als „geeignet" einzustufen (Tabelle 13)?
Zunächst mag diese Frage fast überflüssig erscheinen, da die gleiche Argumentation wie für die Verumgruppe natürlich nicht notwendig ist: Es erscheint – im Fall von Plazebo – gleichgültig, ob „nichts" über einen geplanten Zeitraum oder kürzer oder unvollständig verabreicht oder eingenommen wurde. Allerdings müssen aus Gründen der Gleichbehandlung – zumal Plazebo nicht „nichts" darstellt – in der Auswertung Patienten der Plazebogruppe nach den gleichen Kriterien berücksichtigt werden

Tabelle 13. Häufig angewandter Auswahlprozeß bei Patienten einer klinischen Studie.

Verum	Plazebo

Vorgabe:
Aussage nur sinnvoll möglich, wenn Verum
vollständig – und nur Verum – unter den
vorgesehenen Bedingungen appliziert

begründet Ausschlüsse wegen:
- Non-Compliance
- Begleittherapie
- Therapieabbruchs aufgrund von Nebenwirkungen
- vorzeitigen Tods

$\rightarrow$ Geeignete Patienten

?
Gesamte Plazebogruppe?
Geeignete Plazebogruppe?
Was ist „geeignet"?

wie die in der Verumgruppe. Bei dieser im Prinzip sinnvollen Argumentation stellt sich aber die Frage nach den „gleichen Kriterien". „Geeignet" bedeutet ja, Informationen über den Effekt von Verum liefern zu können. Sowohl in der Plazebogruppe als auch in der Verumgruppe müßten die Patienten ausgeschlossen werden, die bezüglich *Verum* für „ungeeignet" gehalten werden. In der Plazebogruppe kann dieses Kriterium jedoch nicht geprüft und diese Auswahl somit nicht getroffen werden, da diese Patienten definitionsgemäß kein Verum erhalten haben. Geht man davon aus, daß sich die Wirkung von Verum und Plazebo unterscheidet, so kann es z.B. unterschiedliche Gründe für eine mangelnde Compliance unter Verum bzw. unter Plazebo geben. Unter Verum kann sie z.B. auf eine unangenehme Nebenwirkung, unter Plazebo auf die erlebte Ineffektivität zurückzuführen sein. Es besteht daher grundsätzlich das Problem, daß der Vergleich von Patienten, die für Verum „geeignet" sind und solchen, die für Plazebo „geeignet" sind, verfälscht (verzerrt) sein kann. In der bisher dargestellten Weise läßt sich das Problem daher nicht lösen.

Jedes Vorkommnis, das nach Randomisierung in den beiden Therapiegruppen (Verum- und Plazebogruppe) auftritt, kann Folge der Therapieentscheidung sein. Damit liefert es Informationen über die Therapie, und diese Informationen müssen bei der Auswertung berücksichtigt werden.

Wenn ein Patient z.B. unter Verum eine unzureichende Compliance aufweist, wird dies als Begleiterscheinung des verabreichten Medikaments angesehen. Wenn der Patient unter dieser niedrigen Compliance am Ende der Studie ein ungünstiges Behandlungsergebnis aufweisen sollte, so wird dieses ebenfalls den Folgen der – unvollständig verabreichten – Therapie zugeschrieben und demnach sinnvollerweise auch in dieser Therapiegruppe ausgewertet. Diese Argumentation führt zu folgender Richtlinie:

> *Alle* randomisierten Patienten müssen bei der Auswertung einer klinischen Studie berücksichtigt werden.

Die Einbeziehung aller Studienteilnehmer in die Auswertung führt selbstverständlich dazu, daß die beabsichtigten Erklärungen über die Gabe einer Therapie und deren Auswirkungen nur noch eingeschränkt möglich sind. Dies ließe sich dann verhindern, wenn die Studie a priori auf „geeignete" Patienten beschränkt würde (s. unten). Für einen solchen *erklärenden* Ansatz wäre zusätzlich eine äußerst sorgfältige Einhaltung der Versuchsbedingungen erforderlich, wie sie vermutlich in der klinischen Medizin kaum möglich ist.
Im Gegensatz zum explanatorischen (erklärenden) Ansatz sind beim *pragmatischen* Ansatz Aussagen über die eigentliche Intervention*sanwendung* nicht möglich. Der pragmatische Ansatz prüft vielmehr die Auswirkungen einer *Entscheidung, eine bestimmte Therapie durchzuführen* unter Einschluß aller möglichen Konsequenzen.
In der Situation klinischer Studien ist die Frage nach der Erklärung häufig gar nicht von vorrangigem Interesse. Vielmehr ist die Frage zu klären, ob es in einer spezifizierten Entscheidungssituation sinnvoll ist, eine Therapie einzuleiten. Für diese Aussage gibt es aber keine „geeigneten" oder „ungeeigneten" Patienten. Alle

Patienten der Studie – d.h. in dieser Entscheidungssituation –
müssen in der Auswertung berücksichtigt werden.

Eine Studie mit erklärendem Ansatz zu planen und durchzuführen, ist bezüglich der Unverfälschtheit des Studienergebnisses
genauso unproblematisch wie eine pragmatische Studie (s.
Tabelle 14). Probleme ergeben sich dagegen, wenn aus einer mangelnden Einsicht in die Unterschiede zwischen beiden Ver-
suchsansätzen von einer Studie mit pragmatischem Ansatz
Erklärungen erwartet werden. Um diesen Erklärungen näher-
zukommen, wird dann, mit der eingangs beschriebenen Argumentation, eine Entscheidung über die Nichtberücksichtigung
von Patienten in der Auswertung *a posteriori* für notwendig
gehalten. Diese Vorgehensweise führt jedoch aus den oben ausge-
führten Gründen zu verfälschten Vergleichen zwischen den Therapiegruppen.

Tabelle 14. Darstellung der Unterscheidung zwischen erklärendem und
pragmatischem Ansatz. Die schraffierten Flächen stellen die Möglichkeiten unverzerrter Vergleiche dar. Da das Merkmal V+ nach Randomisierung in der Plazebogruppe nicht identifiziert werden kann, besteht die
Möglichkeit eines unverzerrten Vergleichs für den erklärenden Ansatz
nur bei Identifikation der für Verum „geeigneten" Patienten in beiden
Behandlungsgruppen vor Randomisierung.

	Patienten für eine Aussage über Verum geeignet			
	ja (V+)		nein (V–)	
Randomisierung				
	Verum		Plazebo	
„Eignung"	V+	V–	V+	V–
Behandlung	Verum	Verum	Plazebo	Plazebo
Zwei Möglichkeiten des unverzerrten Vergleichs				
Erklärender Ansatz				
Pragmatischer Ansatz				

Mit dem erklärenden und dem pragmatischen Ansatz wird versucht, Antworten auf unterschiedliche Fragen zu geben. Der eine Ansatz wird gewählt, um Erklärungen für bestimmte Phänomene zu finden; mit ihm kann primär *Wissen* vergrößert werden. Der andere Ansatz dient dazu, Informationen über die Folge von Entscheidungen zu gewinnen, mit ihm kann primär das *Handeln* verbessert werden. Beide Ansätze haben, abhängig von der geplanten Fragestellung, ihre Berechtigung. Möglicherweise wird dabei der erklärende Ansatz wenig praxisrelevant sein, der pragmatische wiederum kaum zuverlässige Erklärungen liefern. In den Bereichen der klinischen Forschung, in denen das Ziel die unmittelbare praktische Umsetzung von Ergebnissen ist, kann man daher erwarten, daß pragmatische Versuchsansätze bevorzugt werden.

Intention to treat

Beim pragmatischen Ansatz gibt es keine Unterteilung in „geeignete" und „ungeeignete" Patienten. Alle Patienten tragen Informationen über die geprüften Therapien bei. Um also nicht wichtige Informationen unberücksichtigt zu lassen, müssen auch alle Patienten in die Auswertung eingeschlossen werden. Für diese Vorgehensweise hat sich der Begriff „intention to treat" eingebürgert. Er bedeutet, daß jeder Patient, der randomisiert wurde, für den also die Absicht bestand, ihn in der durch den Randomisierungsschlüssel vorgegebenen Weise zu behandeln, in die endgültige Auswertung gelangt.

Die Unterscheidung zwischen pragmatischem und erklärendem Ansatz wurde bereits in den 50er Jahren von Schwartz und Lellouch vorgenommen. Die Argumentation für die Anwendung des Intention-to-treat-Prinzips ist leicht einzusehen, und die Vorteile wurden in zahlreichen Artikeln in den letzten 30 Jahren aufgezeigt (Armitage 1983; DeMets et al. 1980; Gent u. Sackett 1979; May et al. 1981; Newell 1992; Peto et al. 1976; Sackett u. Gent 1979;

Schwartz u. Lellouch 1967). Trotzdem wird das beschriebene Vorgehen noch nicht allgemein verfolgt und trifft sogar teilweise auf Unverständnis oder Ablehnung. Mindestens z.T. beruht dieses Unverständnis auf einem Informationsmangel und darauf aufbauenden Mißverständnissen, z.B. daß Patienten zur Einhaltung des Studienprotokolls und besonders zur Arzneimitteleinnahme gedrängt werden müßten, auch wenn sie dies ablehnten oder sogar Kontraindikationen aufgetreten waren. Deshalb wird im folgenden auf einige regelhaft in klinischen Studien auftretende Ereignisse eingegangen und jeweils dargestellt, wie in diesen Situationen im pragmatischen Ansatz argumentiert und wie die Auswertung nach dem Intention-to-treat-Prinzip umgesetzt werden kann.

Nebenwirkungen

In jeder klinischen Studie kommt es vor, daß Patienten oder Ärzte die Prüftherapie (auch in der Folge soll von einer zweiarmigen Studie Intervention vs. Nichtintervention bzw. Plazebo ausgegangen werden) abbrechen. Im pragmatischen Ansatz stellt dieser Abbruch eine Information dar, die in der Auswertung berücksichtigt werden muß. Da es sich bei dem Abbruch wegen Nebenwirkungen zweifellos nicht um ein erwünschtes Ereignis handelt, kann bei der Auswertung so vorgegangen werden, daß solche Patienten als „ungünstige Ereignisse" bzw. „Mißerfolge" für die jeweilige Therapie gewertet werden.
Eine Nichtberücksichtigung dieser Patienten in der Auswertung – mit der oben angeführten Argumentation, daß sie die Medikation ja nicht vollständig wie geplant eingenommen haben – kann folgende Konsequenzen haben: Falls das Auftreten der unerwünschten Wirkungen mit einem schlechten Ansprechen auf die Therapie korreliert ist oder, wie in Tabelle 15 beschrieben, die unerwünschten Wirkungen möglicherweise selbst zu einem ungünstigen Ergebnis führen, kann die Nichtberücksichtigung solcher Patienten in der Auswertung zu einem überoptimistischen Eindruck der Intervention führen (s. Tabelle 15, Zeile „kein Abbruch"

Tabelle 15. 6-Wochen-Letalität von Patienten mit vermutetem Herzinfarkt. Die Beurteilung des Effekts der Betablocker wird durch Nichtberücksichtigung von Patienten, die wegen Nebenwirkungen die Therapie abbrechen, erheblich verzerrt. (Nach Wilcox et al. 1980)

	Propranolol [%]	Atenolol [%]	Placebo [%]
Abbruch	15,9	17,6	12,5
kein Abbruch	3,4	2,6	11,2
Gesamt	7,6	8,7	11,6

im Vergleich zu „Gesamt"). Falls andererseits das Auftreten dieser unerwünschten Ereignisse mit einem Ansprechen auf die Prüftherapie verbunden ist, dann ist die Folge einer Nichtberücksichtigung eine zu pessimistische Einschätzung der Prüftherapie. In beiden Fällen stellt also die Nichtberücksichtigung der Patienten keine angemessene Vorgehensweise dar. Der Intention-to-treat-Ansatz liefert dagegen die Antwort auf die relevante Frage, was bei einer Intervention letztendlich herauskommt.

In einem *quasi extremen Pragmatismus* läßt sich das Intention-to-treat-Prinzip auch derart umsetzen, daß für jeden Studienpatienten nur sein endgültiges Studienergebnis gezählt wird, d.h. bei Abbruch der Prüftherapie wegen unerwünschter Wirkungen können andere Maßnahmen (z.B. auch Operation) ergriffen werden. Läßt sich mit dieser Therapie ein positives Ergebnis erreichen, wird nicht der Abbruch (negatives Ergebnis), sondern der endgültige Therapieerfolg (positives Ergebnis) für die randomisierte Therapie gezählt. Die therapiebedingte Nebenwirkung wird dann als Vorteil betrachtet, da sie dem Patienten eine vorteilhaftere Therapie ermöglichte. Diese Vorgehensweise liefert jedoch u.U. nur noch äußerst begrenzte Informationen über die geprüfte Therapie selbst und wird daher z.B. für Studien zur Arzneimittelzulassung kaum angewandt werden können.

Compliance

In Arzneimittelprüfungen werden häufig Compliance-Kontrollen gefordert, weil argumentiert wird, daß nur dann sachgerechte Aussagen über die Wirksamkeit des Präparats gemacht werden können. Auch wenn eine hohe Compliance und eine entsprechende Motivation der Patienten sicher erstrebenswert sind, so ist, wie bereits oben angemerkt, eine mangelnde Compliance häufig nicht nur Nachlässigkeit des Patienten, sondern sie hat zumindest teilweise mit der angewandten Therapie zu tun. Eine Therapie, sei sie noch so wirksam, ist nicht sinnvoll, wenn sie für die Patienten unzumutbar ist.

Es wurde mehrfach gezeigt, daß sich Patienten mit ausreichender und Patienten mit unzureichender Compliance offenbar auch therapieunabhängig in ihrer Prognose unterscheiden, was durch ein Teilergebnis des Coronary Drug Project (The Coronary Drug Project Research Group 1980) dokumentiert wird: Patienten mit ausreichender Compliance hatten unabhängig von der „Therapie" eine bessere Prognose (Tabelle 16). Diese Ergebnisse unterstreichen die Einschätzung, daß die Nichtberücksichtigung von Patienten mit unzureichender Compliance (besonders wenn dies nur in der Verumgruppe geschieht) zu verzerrten Aussagen führen kann.

Unabhängig von der Gefahr der Verzerrung wird an diesem Beispiel jedoch noch einmal die Praxisnähe des pragmatischen Ansatzes deutlich. Der verordnende Arzt weiß eben nicht im voraus, wie zuverlässig sein Patient in Bezug auf die Compliance ist. Er muß daher in der Behandlungssituation an der Aussage inter-

Tabelle 16. 5-Jahres-Letalität von Herzinfarktpatienten des Coronary Drug Project.

	Clofibrat [%]	Plazebo [%]
Compliance nicht ausreichend	24,6	28,2
Compliance ausreichend	15,0	15,1

essiert sein, daß eine Therapie in einer Gruppe von Patienten mit ausreichender und unzureichender Compliance wirksam ist, denn er selbst hat keine Möglichkeit, diese a priori zuverlässig zu identifizieren. Die Aussage über eine Therapie, sie sei wirksam, falls man sie sorgfältig anwendet, ist in der Verordnungssituation, in der sich der Arzt entscheiden muß, trivial und typischerweise ohne Belang.

> Patienten verbleiben also unabhängig von ihrer Compliance in einer Studie und werden alle in die Auswertung einbezogen.

Protokollverletzungen

Grundsätzlich ist die Einhaltung der im Prüfplan festgelegten Kriterien zwar wichtig, ihre Nichteinhaltung sowie Protokollverletzungen (z.B. die Einnahme einer unzulässigen Begleittherapie) sollten aber nicht zum Ausschluß eines Patienten aus der Studie und dessen Nichtberücksichtigung in der Auswertung führen. Falls solche Probleme in einer Studie nur selten vorkommen, so ist ein Ausschluß unnötig und die Studie hat im Sinne des pragmatischen Ansatzes sogar den Vorteil, daß einige Unwägbarkeiten, wie sie auch in der täglichen Praxis vorkommen würden, mitberücksichtigt werden können. Falls Protokollverstöße in einer Studie häufig vorkommen, so ist die Prüfung ohnehin schlecht geplant und insgesamt wenig aussagekräftig.
Es soll noch auf 2 spezielle Arten von Protokollverletzungen hingewiesen werden, die Verletzung von Ein- und Ausschlußkriterien.
Patienten, so wird häufig argumentiert, bei denen nach Eintritt in die Studie ein *Ausschlußkriterium* festgestellt wird, gehören eigentlich nicht zu dem geplanten Prüfungskollektiv und könnten deshalb nicht ausgewertet werden. Dem ist jedoch entgegenzuhalten, daß durch die Verletzung von Ausschlußkriterien (z.B. die Überschreitung eines Alterslimits) eine klinische Prüfung in der Regel nicht beeinträchtigt wird. Es sind ohnehin vor-

rangig medizinische Gründe (Sicherheitsaspekte) und nicht methodische Notwendigkeiten, die zur Formulierung von Ausschlußkriterien führen. Der Ausschluß von Patienten mit nachträglich festgestellten Ausschlußkriterien ist in der Regel unnötig. Er birgt aber die Gefahr von Verzerrungen, wenn die Wahrscheinlichkeit für das Entdecken vorher nicht bekannter Ausschlußkriterien durch die geprüfte Therapie verändert wird.

Man stelle sich z.B. vor, daß durch die gastrointestinalen Nebenwirkungen einer Prüftherapie vermehrt Endoskopien veranlaßt werden, die zur Entdeckung von Tumoren oder anderen als Ausschlußkriterien definierten Erkrankungen führen. Es ist sogar möglich, daß aufgrund der verlängerten Überlebenszeit in einer der Studiengruppen vermehrt Gelegenheit bestand, nachträglich Ausschlußkriterien zu diagnostizieren. Der Ausschluß solcher Patienten kann zu ähnlichen Verzerrungen führen wie der Abbruch wegen Nebenwirkungen und sollte deshalb vermieden werden.
Die gleichen Überlegungen gelten für die Verletzung von Einschlußkriterien, z.B. für die Situation, in der erst nachträglich eine *falsche Eingangsdiagnose* festgestellt wird. Auch hier ist ein Ausschluß der Patienten in der Regel unnötig, es besteht ebenfalls die Möglichkeit einer Verzerrung. Für die beschriebene Situation gilt ebenso wie für Ausschlußkriterien, daß eine Nichtberücksichtigung dieser Patienten überhaupt nur dann diskutiert werden kann, wenn die falsche Eingangsdiagnose eindeutig vor Studienbeginn dokumentiert ist. In allen anderen Fällen kann nicht ausgeschlossen werden, daß der Status des Patienten durch die Prüftherapie so verändert worden ist, daß die Anfangsdiagnose falsch erscheint.

Am Beispiel der Thrombolysetherapie beim akuten Herzinfarkt kann dies verdeutlicht werden: Um eine frühzeitige Behandlung zu rechtfertigen, muß die Verdachtsdiagnose eines Herzinfarkts aufgrund von Symptomen und durch EKG gestellt werden. Die Effektivität der Therapie wird häufig durch eine angiographische Darstellung des Infarktgefäßes dokumentiert. Ein durchgängiges Gefäß oder ein fehlender Enzymanstieg bedeuten aber nicht unbedingt eine initiale Fehldiagnose, da beides auch ein Effekt einer wirksamen, frühzeitig einsetzenden Therapie sein könnte. Ein Ausschluß von Patienten wäre aber bei einem vor Therapie durchgeführten und eindeutig fehlinterpretierten EKG zu rechtfertigen. Da jedoch auch hier Verzerrungen nicht ausgeschlossen werden können – ein fehlender Enzymanstieg legt erst einen genaueren Blick auf das EKG nahe – sollte man mit Ausschlüssen von Patienten sehr zurückhaltend sein.

Die bisherigen Beispiele betreffen Situationen, in denen – typischerweise vom Prüfarzt – eine Entscheidung getroffen wird, den jeweiligen Patienten aus der Studie herauszunehmen. Es wurde anhand der Beispiele dargestellt und muß als Grundsatz festgehalten werden, daß solche Entscheidungen nicht sinnvoll sind und unterbleiben sollen.

> Jeder Patient, der ggf. auch nach abgebrochener Therapie, bis zur Erhebung des geplanten Zielkriteriums beobachtet werden kann, soll in der Studie verbleiben und ausgewertet werden.

Es gibt jedoch auch Ereignisse, auf die entweder der Arzt oder Arzt und Patient keinen Einfluß haben. Diese Situationen führen typischerweise dazu, daß das Zielkriterium am Ende der Beobachtungszeit nicht erhoben werden kann. Sie führen zu speziellen praktischen Problemen und sollen im folgenden diskutiert werden.

Tod oder andere interkurrente Ereignisse

In vielen Studien wird als primäres Zielkriterium ein Merkmal festgelegt, das durch Messung am Ende der Studie bei allen Patienten erhoben werden soll (z.B. die schmerzfreie Gehstrecke bei peripherer arterieller Verschlußkrankheit). Treten während der Studie jedoch einschneidende Ereignisse ein (z.B. Tod des Patienten oder Amputation eines Beins), so ist das geplante Zielkriterium nicht mehr festzustellen. Die Beinamputation eines Studienpatienten stellt aber – sofern sie nicht unfallbedingt ist – eine gravierende Verschlechterung der Erkrankung dar. Diese Patienten können natürlich in der Auswertung nicht unberücksichtigt bleiben. Es muß vielmehr das Problem gelöst werden, wie das Ereignis „durchgeführte Amputation" sinnvoll auf die Skala des Zielkriteriums „schmerzfreie Gehstrecke" abgebildet werden kann (s. unten). Das gleiche Problem muß beim Tod eines Studienpatienten gelöst werden, es sei denn, die Überlebenszeit ist das Zielkriterium der Studie.

Ein spezieller Aspekt ist dann zu berücksichtigen, wenn Patienten nach Randomisierung, aber vor Beginn der eigentlichen Prüftherapie sterben: Je nach Art und Umständen der geprüften Therapie kann der Ausschluß der Patienten zwar erwogen werden. Auch hier ist jedoch im Zweifelsfall Zurückhaltung geboten. In einer Studie, in der eine konservative Therapie mit einer Bypassoperation bei Patienten mit koronarer Herzkrankheit verglichen werden soll, dürfen diejenigen Patienten der Bypassgruppe, die zwischen der Randomisierung und der Operation, also vor der eigentlichen Therapie, sterben, in der Auswertung nicht unberücksichtigt bleiben (European Coronary Surgery Study Group 1979). Dies hat zum einen *methodische Gründe.* Eine Nichtberücksichtigung dieser Patienten führt zu einer Strukturungleichheit der Therapiegruppen, denn in der Bypassgruppe würden nur die Patienten ausgewertet werden, die bereits eine gewisse Zeit ohne operative Therapie überlebt haben. Dies stellt zweifellos eine positive Patientenauswahl dar (wobei sich diese Strukturungleichheit übrigens nicht unbedingt durch einen Vergleich von Daten erkennen läßt, die vor der Prüfung erhoben wurden).

Zum anderen gibt es *praktische Gründe,* diese Patienten in der Studie und in der Auswertung zu belassen, denn der Tod während des Wartens auf einen Operationstermin gehört zum Risiko einer Entscheidung für die Operation, und eine Realisierung dieses Risikos muß dann auch als Ergebnis dieser Entscheidung gewertet werden. Das gleiche gilt umgekehrt, so daß auch Patienten mit günstigen Spontanverläufen, bei denen man sich also später gegen eine zunächst randomisierte Operation entscheidet, in der Auswertung berücksichtigt werden (in der Operationsgruppe!).

Nichterscheinen bei Kontrolluntersuchungen

Besonders bei länger dauernden klinischen Studien kommt es vor, daß Studienteilnehmer zu geplanten Kontrolluntersuchungen nicht erscheinen. Häufig liegt für die Studienauswertung weder ein Grund für das Nichterscheinen noch weitere Informationen über diese Patienten vor. Doch eine Nichtberücksichtigung solcher Patienten kann zu einer verfälschten Aussage in der Studienauswertung führen. Der Grund für das Nichterscheinen könnte ja z.B. in einem vorherigen Therapieabbruch wegen einer schweren Nebenwirkung liegen, die jedoch in einem Krankenhaus oder bei einem anderen Arzt therapiert wird, und von der der Prüfarzt keine Kenntnis erlangt. Jede Anstrengung sollte daher unternommen werden, um Informationen über „verlorene" Patienten zu erhalten, mindestens darüber, ob diese noch leben oder nicht. Nur wenn gute Argumente vorliegen, daß das Nichterscheinen eines Patienten sicher nichts mit den applizierten Therapien zu tun hat, kann eine Nichtberücksichtigung dieser Patienten diskutiert werden. In den Leukämiestudien des Medical Research Council (MRC) wird keine Begründung für eine Nichtberücksichtigung von Patienten akzeptiert, außer deren Auswanderung (Peto et al. 1976).

> Um die Auswertung „verlorener" Patienten zu ermöglichen, muß vorab im Prüfplan festgelegt werden, wie der Umstand des Nichterscheinens auf die Skala des Zielkriteriums abgebildet werden kann (s. unten).

Praktisches Vorgehen

Im folgenden sollen Überlegungen vorgestellt werden, wie für den pragmatischen Studienansatz mit der Intention-to-treat-Analyse relevante Informationen (d.h. die über das primäre Zielkriterium) von allen Patienten erhoben werden können.

Um möglichst von allen Patienten Informationen über das Zielkriterium der Studie zur Verfügung zu haben, dürfen Prüfärzte einen *Beobachtungs*abbruch (sorgfältig von *Therapie*abbruch zu unterscheiden) weder veranlassen noch fördern. Problemfälle bleiben dann die im vorigen Abschnitt beschriebenen Situationen, auf die Ärzte und Patienten im Einzelfall keinen oder nur geringen Einfluß nehmen können. Generelle Vorkehrungen können jedoch getroffen werden:

1. Neben der Auswahl zuverlässiger und in der Durchführung von Studien erfahrener Prüfzentren mit intensiver Betreuung durch Monitoring während der Studie sind insbesondere Bemühungen notwendig, um die Patienten zu einer hohen Studien*compliance* zu motivieren. Wie der Begriff ausdrücken soll, bezieht sich die Compliance auch auf die Therapie selbst; für die Erfassung des Zielkriteriums ist sie jedoch noch bedeutsamer, auch wenn Patienten bezüglich der Medikamenteneinnahme unzuverlässig sind. Alle Patienten sollten also wenigstens an der entscheidenden Kontrolluntersuchung (typischerweise am Ende der Studie) teilnehmen.

2. Für den Fall, daß Aussagen über die Wirksamkeit einer Therapie nur unter bestimmten Einschränkungen (Aussage nur für compliante Patienten, Responder oder Patienten ohne Abbruch wegen typischer Nebenwirkungen) gemacht werden sollen, sind diese *vor* der Studie zu berücksichtigen. Wenn bei einer Therapie mit unangenehmen Nebenwirkungen gerechnet werden muß, so können in einer Vorlaufphase (Run-in) alle Patienten diese Substanz erhalten. Anschließend werden nur diejenigen in eine Therapieprüfung eingeschlossen, die frei von Nebenwirkungen waren oder diese mindestens toleriert haben. Bei diesen Patienten besteht ein geringeres Risiko, daß sie die Therapie in der Studie wegen Nebenwirkungen abbrechen. Ähnlich kann auch zur Kontrolle der Compliance verfahren werden. Es sei jedoch darauf hingewiesen, daß diese Vorgehensweise immer zu einer eingeschränkten Aussage führt (die eine Annäherung an den erklärenden Ansatz darstellt). Es ist zu prüfen, ob diese Einschränkung sinnvoll ist und ob das Studienergebnis praktische Relevanz hat.

3. Die Randomisierung zu den Therapiegruppen muß so spät wie möglich vor Therapiebeginn erfolgen. Damit wird einerseits

die Sicherheit bezüglich der Einschluß- und Ausschlußkriterien erhöht, andererseits werden aber vor allem Probleme vermieden, die durch Ereignisse (Tod) zwischen Randomisierung und Beginn der Therapie auftreten können.

4. Für die Nichtauswertung von Patienten besteht Begründungszwang. Da im Zweifelsfall immer von einer nachfolgenden Verzerrung auszugehen ist, sind stichhaltige Argumente zu liefern, warum Patienten mit bestimmten Bedingungen nicht berücksichtigt werden und warum dies nicht zu einer verzerrten Aussage über die geprüfte Therapie führt.

5. Für die Fälle, in denen das Zielkriterium trotz aller Bemühungen doch nicht erhoben werden kann, müssen Anweisungen zur Auswertung im Studienplan festgelegt werden. Die Informationen, die zu den Patienten vorliegen (Tod, möglicherweise Todesursache; Amputation usw.), müssen auf der Skala des Zielkriteriums abgebildet werden. Häufig wird dabei so vorgegangen, daß diese Patienten als Mißerfolge gezählt werden. Für vorzeitig verstorbene Patienten, schwerwiegende Nebenwirkungen oder die Gliedmaßenamputation bei peripherer AVK ist diese Vorgehensweise ohne weiteres inhaltlich nachvollziehbar. Falls für Patienten jedoch Informationen vorliegen, daß ein Therapieerfolg (Heilung) eingetreten ist und die Patienten deshalb nicht mehr zu Kontrolluntersuchungen erschienen sind, so ist es natürlich sinnvoll, diese Information zu nutzen und den Patienten insgesamt als Therapieerfolg einzustufen. Da Therapieabbrüche wegen Erfolgs eher die Minderzahl darstellen, ist allerdings dieses differenziertere Vorgehen in vielen Fällen vermutlich nur unwesentlich besser als die globale Wertung als Mißerfolge. Selbstverständlich ist die Vorgehensweise bei der Einstufung dieser Patienten vor Prüfungsbeginn im Prüfplan festzulegen.

Bei dichotomen Zielkriterien lassen sich Patienten mit fehlenden Informationen auf diese Weise relativ leicht einstufen. Aber auch bei mehrkategoriellen oder sogar stetigen Zielkriterien ist es möglich, den Patienten aufgrund der vorhandenen Begleitinformationen Werte (z.B. Minimum oder Maximum) zuzuweisen und eine feinere Abstufung, z.B. nach dem Schweregrad der zum Abbruch zwingenden Nebenwirkung, zu erreichen (Malchow et al. 1984). Einfacher und auch plausibler kann es sein, Rangstatistiken zu verwenden und die Ergebnisse von Patienten mit unvollständiger Information über das Zielkriterium hohen oder niedrigen Rängen zuzuordnen.

Abhängig von der speziellen Studiensituation ist es u.U. möglich, den letzten gemessenen Wert eines Patienten zu verwenden („last observation carried forward", LOCF). Dies ist jedoch nicht unproblematisch und ggf. sorgfältig zu begründen.

Generelle Empfehlungen für das Vorgehen können nicht gegeben werden. Überlegungen hierzu sind stark indikations- und situationsabhängig und lassen sich kaum generalisieren. Man sollte sich bei den entsprechenden Überlegungen aber von den folgenden 3 Anforderungen leiten lassen:

- Für alle Patienten muß die Auswertung des primären Zielkriteriums (gemessen oder sinnvoll zugewiesen) möglich gemacht werden.
- Die Zuweisung soll sich nach inhaltlich sinnvollen Kriterien richten.
- Falls die Zuweisung aufgrund inhaltlicher Kriterien nicht möglich oder unsicher ist, muß die Zuweisungsvorschrift so gewählt werden, daß eine eher konservative Abschätzung des Therapieeffekts erreicht wird, d.h. die Irrtumswahrscheinlichkeit nicht überschritten wird. Ziel ist es also, dem Befürworter einer Therapie den Beleg seiner Behauptung durch eine hohe Ausfallrate, d.h. bei einer qualitativ eher unbefriedigenden Studie, nicht zu erleichtern, sondern zu erschweren.

Schlußbemerkung

Abschließend stellt sich die Frage, ob die dargestellten Überlegungen, Argumente und Abwägungen Denkspiele spitzfindiger Methodiker sind oder ob ihnen eine wesentliche praktische Relevanz zukommt. Es sei hierzu das Beispiel einer Studie zitiert, in der die Auswirkungen deutlich werden (nach Newell 1992):

In einer Studie aus den 60er Jahren wurden bei Neugeborenen Inkubatortemperaturen von 30 und 37 °C verglichen, denen die Kinder randomisiert zugeteilt wurden. In einer Zwischenauswertung wurde festgestellt, daß mit der niedrigen Temperatur eine erheblich niedrigere Sterblichkeit einherging. Bei dieser Zwischenauswertung hatte man Protokollverstöße ausgeschlossen, die dadurch zustande kamen, daß bei einigen Säuglingen die zunächst – laut Randomisierung – niedrige Inkubatortemperatur nicht beibehalten, sondern erhöht worden war. Diese Gruppe hatte jedoch eine auffällig hohe Sterblichkeit. Vermutlich war bei diesen Kindern nach initial ungünstigem Verlauf die Temperatur erhöht worden. In der Endauswertung, in der dann die Protokollverstöße adäquat im Sinne des Intention-to-treat-Prinzips berücksichtigt wurden, zeigte sich die Überlegenheit der *Entscheidung* für eine höhere Inkubationstemperatur. Eine Entscheidung über die breite Einführung niedriger Inkubatortemperaturen auf der Basis der ersten Auswertung hätte zweifellos deletäre Konsequenzen gehabt.
Die beschriebenen Überlegungen sind demnach keineswegs akademische Haarspalterei. Vielmehr ist der Feststellung von Newell zuzustimmen: „Intention-to-treat kann Leben retten.“

M. Herbold

Einleitung

Ein Arzneimittel durchläuft auf dem Weg bis zur Zulassung – also in der Prämarketing-Stufe – verschiedene Phasen (I–III) der klinischen Prüfung. Sie vermitteln klinisches Basiswissen über ein Arzneimittel zum therapeutischen Nutzen und zur relativen Sicherheit; das zugehörige Studiendesign ist klar definiert:

Phase I
Prospektive klinische Studie an wenigen meist gesunden Probanden. Ziel ist die Hypothesengenerierung und die Beschreibung des pharmakokinetischen bzw. pharmakodynamischen Profils.

Phase II
Prospektive klinische Studie mit meist geringen Fallzahlen von Patienten mit der interessierenden Indikation. Ziel ist die Hypothesengenerierung zur Untersuchung der pharmakologischen Wirkung, der Bewertung der Sicherheit und der Dosisfindung.

Phase III
Prospektive klinische Studie mit einer geplanten Fallzahl von Patienten mit der interessierenden Indikation. Ziel ist die Validierung der Wirksamkeit und der Sicherheit des jeweiligen Arzneimittels.

Die Phasen I–III vermitteln somit klinisches Basiswissen über ein Arzneimittel zum therapeutischen Nutzen und zur relativen Sicherheit.

Nach der Zulassung eines Arzneimittels stellen sich dann aber meist weitere Fragen, die während dieser drei Phasen aufgrund der beschränkten Fallzahlen und Beobachtungsdauern in der Regel nicht oder nicht ausreichend beantwortet werden konnten:

Risikobeschreibung
Seltene unerwünschte Wirkungen bzw. Ereignisse (UEs) konnten bisher nicht entdeckt werden. Die Zuverlässigkeit sowie Nutzen und Risiken des Arzneimittels unter Praxisbedingungen konnten nicht geprüft werden.
Die Charakterisierung von Risikogruppen war ebenfalls nicht möglich.

Repräsentativität
Daten von Patientengruppen, die bislang durch die Ein- und Ausschlußkriterien selektiert waren (z.B. Schwangere, Kinder) sowie eine Differenzierung der Resultate nach Indikationsgebieten sind von Interesse.

Beobachtungsdauer
UEs mit langen Latenzzeiten (z.B. Krebs) konnten bisher nicht entdeckt und der therapeutische Nutzen (z.B. Senkung des Herzinfarktrisikos) nicht beurteilt werden.

Therapeutische Alternativen
Ein Vergleich der Wirksamkeit mit anderen (evtl. später zugelassenen) Arzneimitteln sowie mit der nichtmedikamentösen Behandlungsmethode konnte ebenfalls nicht evaluiert werden.

Arzneimittelübergreifende Aspekte
Arzneimittelübergreifende Aspekte (z.B. Aussagen für bestimmte Wirkstoffgruppen) konnten nicht berücksichtigt werden.

Viele dieser Fragen lassen sich mit den im folgenden kurz vorgestellten Studienansätzen beantworten.

Studientypen

Prinzipiell unterscheidet man 2 unterschiedliche Studientypen: experimentelle Studien, bei denen aktiv Einfluß genommen wird auf das Endergebnis und Beobachtungstudien, bei denen dies nicht geschieht (Tabelle17).

Experimentelle Studien

Kontrollierte klinische Studien (Phase IV)

Die kontrollierten klinischen Prüfungen der Phase IV unterscheiden sich vom Prinzip her nicht von denen der Phase III. Anhand eines vorher festgelegten Prüfplans werden Gruppen von Patienten miteinander verglichen, die sich im wesentlichen nur durch die jeweilige Behandlung unterscheiden.
Mögliche Verzerrungen des Ergebnisses („Bias") werden dadurch ausgeschaltet, daß alle anderen Einflußgrößen weitgehend konstant gehalten werden.
Um optimale Ergebnisse erzielen zu können, sollte die Zuteilung der Patienten zu den Therapien zufällig (Randomisierung) und (doppel-)blind erfolgen.

Tabelle 17. Studientypen

Experimentelle Studien	Beobachtungsstudie
Aktive Einflußnahme (z.B. Vorgabe bestimmter Therapieschemata, fester Untersuchungsmethoden und -termine)	Keine aktive Einflußnahme (nichtintervenierender Charakter)
Beispiele: Kontrollierte klinische Studie (Phase I–IV) Interventionsstudien	Beispiele: Kohortenstudie Fall-Kontroll-Studie Querschnittsstudien Anwendungsbeobachtungen Einzelfallbeobachtungen

Design
Es handelt sich um einen prospektiven Parallelgruppenvergleich von mindestens 2 Therapien mit randomisierter Zuteilung der Patienten zu den Behandlungsgruppen (Ausnahmen: zwingende ethische oder organisatorische Gründe).

Voraussetzungen
Die Bedingungen werden durch das Arzneimittelgesetz (§§ 40, 41 AMG), den Prüfplan sowie diverse Richtlinien oder Empfehlungen (GCP, FDA oder EG-Richtlinien) charakterisiert.

Biometrische Auswertung
Es werden Verfahren der konfirmatorischen Statistik (Signifikanztests, Schätzer, Konfidenzintervalle) zu den Zielvariablen im allgemeinen nach dem Intent-to-treat-Prinzip verwendet. Darüber hinaus kommen Methoden der deskriptiven Statistik zum Zwecke der Hypothesengenerierung für Nebenzielparameter zum Einsatz.

Typische Fragestellungen
Typische Fragestellungen in der Phase IV sind der Nachweis der therapeutischen Wirksamkeit anhand von weitergehenden Parametern als dies in der Phase I–III der Fall war (wie z.B. der Letalität oder der Komplikations- bzw. Rezidivrate), vergleichende Untersuchungen zu therapeutischen Alternativen sowie die Abschätzung kleiner Risiken.

Qualität der Studien
Eine sehr hohe Qualität bei Aussagen zum Wirksamkeits- und Risikenvergleich verschiedener Therapien bezüglich der einbezogenen Patientengruppen *(interne Validität)* kann erzielt werden. Die Möglichkeit zu Aussagen über Kausalzusammenhängen ist gegeben.
Aufgrund eingeschränkter Verallgemeinerungsmöglichkeit ist die *externe Validität* gering.

Praktikabilität
Ein hoher organisatorischer und logistischer Aufwand (insbesondere bei multizentrischen Studien) ist erforderlich.

Bei großen benötigten Fallzahlen und langen Beobachtungsdauern sind die Erfolgsaussichten u.U. gering.

Interventionsstudien

Ziel einer (bevölkerungsbezogenen) Interventionsstudie ist es, in einem nichtselektierten Kollektiv, Strategien zur Entdeckung und Behandlung von Risikofaktoren zu untersuchen. Weiter gilt es festzustellen, ob sich die Bevölkerung im Hinblick auf ein bestimmtes Risiko motivieren läßt, sich gesundheitsförderndes Verhalten anzueignen.

Im Gegensatz zur klinischen Studie, die sich im allgemeinen nur an Risikoträger wendet, wird hier die ganze Bevölkerung (z.B. einer Stadt, eines Betriebs usw.) einbezogen. Die Zuteilung zur Interventions- oder Kontrollgruppe erfolgt somit nicht zufällig, sondern aufgrund der Zugehörigkeit zu einer bestimmten Einheit.

Design
Es handelt sich um eine prospektive Vergleichsstudie.

Voraussetzungen
Ein enorm hoher organisatorischer Aufwand ist erforderlich, vergleichbar mit dem einer klinischen Studie.

Biometrische Auswertung
Verfahren der konfirmatorischen Statistik (zumeist nach dem Intent-to-treat-Prinzip) sowie Methoden der explorativen Statistik zur Hypothesengenerierung werden verwendet.

Typische Fragestellungen
Die Abschätzung kleiner Risiken und der Nachweis der therapeutischen Wirksamkeit (besonders im Vergleich mit Alternativen) sind von besonderem Interesse.

Qualität der Studien
Die Qualität ist vergleichbar mit der einer klinischen Studie, während die Repräsentativität im allgemeinen höher ist (abhängig von der Vollständigkeit der Erfassung).

Praktikabilität
Ein enorm hoher organisatorischer (und finanzieller) Aufwand ist zu bewältigen.

Beobachtungsstudien

Kohortenstudie

Zunächst wird eine repräsentative Stichprobe der interessierenden Grundgesamtheit (Kohorte) definiert (z.B. Anwendung gewisser Wirkstoffe oder Vorliegen bestimmter Erkrankungen), die dann systematisch über einen gewissen Zeitraum anhand genau festgelegter Zielvariablen beobachtet wird. Meist wird dabei eine Gruppe exponierter Personen (z.B. Verwender eines bestimmten Arzneimittels) mit einer Gruppe anders – oder nicht – exponierter Personen hinsichtlich des Auftretens eines bestimmten Ereignisses (z.B. einer unerwünschten Wirkung) miteinander verglichen.
Kohortenstudien ermöglichen Aussagen zu interessierenden Risiken und den Vergleich dieser Risiken zwischen den verschiedenen Expositionsgruppen.

Design
Es handelt sich um eine prospektive Studie, bei der die Daten entweder während der Beobachtungszeit erhoben werden: „prospektive Kohortenstudie" oder um eine mit zurückverlegtem Anfangszeitpunkt, z.B. bei Erkrankungen mit langer Latenzzeit: „historische Kohortenstudie".

Voraussetzungen
Die Bedingungen werden durch den Studienplan festgelegt.
Da kein Einfluß auf die Therapie genommen wird, sind die §§ 40, 41 AMG ohne Belang.
Ein Ethik-Kommissions-Votum ist erforderlich.
Die Datenschutzbestimmungen müssen beachtet werden.
Eine Einverständniserklärung des Patienten muß bei Langzeitbeobachtungen eingeholt werden.

126

Biometrische Auswertung
Es erfolgt eine Hypothesenüberprüfung des Zusammenhangs
zwischen der Therapie und den beobachteten Veränderungen
sowie eine Hypothesengenerierung in bezug auf mögliche Risikofaktoren. Die Berücksichtigung von Störvariablen geschieht
durch geeignete statistische Modelle und Verfahren (wie z.B. einer
Adjustierung).
Darüber hinaus sollten Risikomaße (relatives Risiko, attributables
Risiko; jeweils Punktschätzer und Konfidenzintervalle) berechnet
werden.

Typische Fragestellungen
Typische Fragestellungen sind die Überprüfung eines Risikover-
dachts, die Schätzung der Inzidenzen von (nicht zu seltenen) UEs,
die Schätzung von relativen Risiken und ein Risikovergleich von
Verwendern bzw. Nichtverwendern eines Arzneimittels oder
Wirkstoffes.

Qualität der Studien
Durch kontinuierliche und standardisierte Beobachtung der
Behandlung wird eine hohe Qualität erzielt. Ein Problem kann die
mangelnde Vergleichbarkeit der Behandlungsgruppen bezüglich
möglicher Einflußvariablen sein. Dies führt evtl. zu einer geringe-
ren internen Validität.
Der Grad der Repräsentativität ist entscheidend für die externe
Validität.
Mögliche Probleme können bei der Verfolgung von Studienab-
brechern auftreten.
Leider sind keine Kausalzusammenhänge mit diesem Studientyp
nachweisbar.

Praktikabilität
Kohortenstudien sind gut durchführbar bei der Untersuchung
häufiger Ereignisse.
Für seltene Ereignisse wären zu hohe Fallzahlen notwendig.
Bei langen Latenzzeiten ergäben sich durch die daraus resultierenden langen Beobachtungszeiträume ein hoher organisatorischer und finanzieller Aufwand und evtl. viele vorzeitige Studien-
ausscheider.

Fall-Kontroll-Studien

In einer Fall-Kontroll-Studie werden Patienten mit einem bestimmten Symptom, Syndrom oder Krankheitsbild – die sog. *„Fälle"* – nach der Exposition (z.B. der Behandlung mit bestimmten Wirkstoffen) befragt, die im Verdacht steht, das interessierende Ereignis (Krankheitsbild) ausgelöst zu haben.

Weiter wird eine Kontrollgruppe ausgewählt, in der das entsprechende Symptom, Syndrom oder Krankheitsbild nicht vorkommt. Die Kontrollgruppe sollte repräsentativ für die Grundgesamtheit sein, der die Fälle entstammen. Für diese sog. *„Kontrollen"* wird ebenfalls der Expositionsstatus erhoben und mit dem der Fälle verglichen.

Zur Wahl der Kontrollen wird oft das sog. „Matching" angewandt, um eine höhere Strukturgleichheit zwischen Fällen und Kontrollen hinsichtlich gewisser Einflußvariablen zu erzielen. Dabei werden jedem Fall eine oder mehrere Kontrollen zugeordnet, die diesem in den Einflußvariablen gleichen (z.B. Alter, Geschlecht, BMI usw.). Dieses Vorgehen hat den Vorteil, daß die interessierenden Beziehungen zwischen Exposition und Wirkung nicht durch diese Einflußgrößen verzerrt werden.

Design

Es handelt sich um eine retrospektive Vergleichsstudie.
Die Auswahl der Fälle erfolgt aufgrund ihrer Erkrankung.
Die Kontrollen sollten eine repräsentative Stichprobe der Grundgesamtheit darstellen.
Es erfolgt ein Vergleich der Expositionen zwischen Fällen und Kontrollen.

Voraussetzungen

Die Bedingungen werden durch den Studienplan festgelegt.
Es sind keine arzneimittelrechtlichen oder behördlichen Anzeigen erforderlich.
Ein Votum einer Ethikkommission muß eingeholt und die Datenschutzbestimmungen müssen beachtet werden.

Biometrische Auswertung

Typisch ist die Berechnung von „odds-ratios" (Quoten- oder Chancenverhältnissen).

Bei seltenen Erkrankungen stimmen relatives Risiko und Odds-Ratio überein.

Die Modellierung möglicher Einflußvariablen und eine Berechnung von adjustierten Odds-Ratios und Konfidenzintervallen zum Ausgleich von Strukturunterschieden ist ebenfalls angebracht.

Typische Fragestellungen
Die Untersuchungen von Zusammenhängen zwischen einer Exposition und seltenen und/oder Erkrankungen mit langer Latenzzeit sind von besonderem Interesse.
Dabei sind im allgemeinen nur Risikoberechnungen möglich – keine Inzidenzbestimmungen.
Die Resultate sind oft Ausgangspunkt für weitere klinische Studien und Kohortenstudien.

Qualität der Studien
Durch die nachträgliche Expositionserfassung entstehen oft Probleme bei der genauen Bestimmung der Exposition (evtl. geringe interne Validität).
Auch hier hängt die Qualität der Ergebnisse entscheidend von der Wahl der Kontrollgruppe ab.
Besondere Probleme entstehen bei der Wahl historischer Kontrollen (z.B. aus Publikationen oder Registern), da es zu strukturellen Inhomogenitäten kommen kann.
Es sind auch hier keine Kausalzusammenhänge formulierbar.
Dieses Instrument ist gut geeignet zur Hypothesengenerierung.
Bei seltenen Erkrankungen, besonders mit langen Latenzzeiten, sind Fall-Kontroll-Studien oft die einzige Alternative.

Praktikabilität
Ein hoher Organisationsaufwand (besonders für das Matching, vor allem wenn viele Matching-Kriterien verwendet werden) ist erforderlich.

Querschnittsstudien

In einer Querschnittsstudie wird zu einem Zeitpunkt eine Bevölkerungsstichprobe untersucht. So erhält man Auskünfte über

Häufigkeiten (z.B. von Krankheiten oder die Verwendung von Arzneimitteln) und kann – durch Vergleiche verschiedener Subgruppen – Hinweise auf besondere Risikogruppen erhalten.

Design
Es handelt sich um eine prospektive Bestandsaufnahme.

Voraussetzungen
Die Bedingungen werden in einem Erhebungsplan festgelegt.
Die Datenschutzbestimmungen müssen berücksichtigt und eine Einverständniserklärung der aufgenommenen Personen muß eingeholt werden.

Biometrische Auswertung
Es erfolgen deskriptive Analysen und dabei Erfassung von Häufigkeiten (besonders von *Prävalenzen*).
Es ist keine Schätzung der Inzidenz möglich.
Hypothesen zu Risikofaktoren und Risikogruppen können generiert werden.

Typische Fragestellungen
Typische Fragestellungen sind die Ermittlung des Krankheitsstatus sowie die Erstellung eines Arzneimittelprofils einer Bevölkerungsgruppe.

Qualität der Studien
Hierfür ist der Grad der Repräsentativität entscheidend.
Es sind auch hier keine Aussagen zu Kausalzusammenhängen möglich.

Praktikabilität
Eventuell ist ein hoher organisatorischer Aufwand erforderlich.

Anwendungsbeobachtungen

„Untersuchungen, die dazu bestimmt sind, Erkenntnisse bei der Anwendung zugelassener Arzneimittel zu sammeln." (§ 67, Absatz 6 AMG).

Bei Anwendungsbeobachtungen werden Patienten eingeschlossen, die in den beteiligten Zentren bestimmte Arzneimittel erhalten.

Sie sind sinnvoll, wenn für alle eingeschlossenen Patienten während der vorgesehenen Beobachtungssdauer eine standardisierte Dokumentation der Befunde möglich ist.

Es erfolgt keine Beeinflussung der diagnostischen oder therapeutischen Maßnahmen.

Zur Steigerung der Qualität einer Anwendungsbeobachtung ist eine genaue Kenntnis des beobachteten Kollektivs (welche Ärzte, welche Patienten) erforderlich.

Design

Es handelt sich um eine prospektive Beobachtungsstudie mit vordefiniertem Beobachtungsplan und standardisierten Dokumentationsbogen.

Voraussetzungen

Die Voraussetzungen werden durch die medizinisch-wissenschaftliche Fragestellung bestimmt.

Es besteht eine Anzeigepflicht gegenüber der kassenärztlichen Bundesvereinigung sowie der zuständigen Bundesbehörde (§ 67 Absatz 6 AMG).

Es existiert (noch) kein Analogon zur GCP bei klinischen Prüfungen.

Biometrische Auswertung

Es erfolgt die Auswertung aller eingeschlossenen Patienten sowie eine vollständige Dokumentation der UEs.

Ebenso werden alle Drop-Outs dokumentiert und bewertet.

Verfahren der explorativen Statistik getrennt nach Subgruppen (z.B. Erstanwendung dieses Arzneimittels und Fortsetzung einer Therapie; evtl. getrennte Auswertung nach Begleiterkrankung und Begleitmedikation) kommen zum Einsatz.

Die Schätzung von Inzidenzen für UEs ist möglich. Probleme durch mangelnde oder unbekannte Repräsentativität des Kollektivs und/oder eine unvollständige Erfassung der UEs können zu einer Unterschätzung des wahren Effekts führen.

Typische Fragestellungen
Typische Fragestellungen sind das Sammeln von Informationen über tatsächliche Indikationen und Dosierungen (evtl. Mißbrauchanzeigepflicht bei der zuständigen Bundesbehörde, § 29 Absatz 1 Satz 2 AMG) sowie die Beobachtung von Kontraindikationen (evtl. Änderung der Gebrauchsinformation) sowie von Hinweisen auf andere mögliche Indikationsgebiete (Ausweitung der Anwendungsgebiete ⇒ neue klinische Prüfungen).
Ebenso können Informationen zur Akzeptanz und Praktikabilität des Arzneimittels und wichtige Zusatzinformationen über bekannte oder erwartete UEs sowie die Entdeckung neuer UEs gewonnen werden.
Die Resultate ermöglichen eine Hypothesengenerierung für weitere klinische Prüfungen.

Qualität der Studien
Die Qualität hängt entscheidend von der Auswahl der Patienten, dem Anteil der Patienten mit geplanter Abschlußuntersuchung sowie den ausgewählten Arztpraxen ab.
Es erfolgt keine Prüfung von Hypothesen, sondern ihre Generierung. Somit ist kein Nachweis eines Kausalzusammenhangs möglich.

Praktikabilität
Ein hoher organisatorischer und finanzieller Aufwand zur Sicherung der Datenqualität aufgrund großer Patienten- und Ärztezahlen ist erforderlich.

Einzelfallbeobachtungen

Unter Einzelfallbeobachtungen, auch Kasuistiken genannt, versteht man die Beobachtung unerwarteter Ergebnisse einer routinemäßigen Therapie (z.B. Spontanmeldungen).
Trotz ihres subjektiven Charakters stellen die Einzelfallbeobachtungen eine wichtige Informationsquelle zur Erweiterung des Wissens um ein Arzneimittel dar. Um allerdings valide Schlußfolgerungen ziehen zu können, bedarf es einer systematischen Sammlung von Einzelfällen (z.B. mittels eines Meldesystems oder durch Register).

Design
Es handelt sich um zumeist retrospektive Beobachtungen.

Voraussetzungen
Es existieren keine arzneimittelrechtlichen Bestimmungen.
Es besteht die Verpflichtung der Meldung aller UEs an die Arzneimittelkommission der deutschen Ärzteschaft bzw. die zuständige Bundesoberbehörde.

Biometrische Auswertung
Es existiert keine Auswertungsmethode für spontane Einzelfallbeobachtungen.
Die Bewertung der Kausalität erfolgt zumeist anhand von Scores.
Verfahren der explorativen Datenanalyse werden eingesetzt.
Eine Schätzung von Inzidenz ist nicht möglich, wohl aber eine Hypothesengenerierung für Folgestudien.

Typische Fragestellungen
Typische Fragestellung ist die Generierung eines Neben- oder Wechselwirkungsverdachts.

Qualität der Studien
Die Qualität ist abhängig von der Güte der Dokumentation und der Sorgfalt beim Recherchieren.
Grundsätzliche Mängel, z.B. fehlende Daten, Subjektivität der Beobachtung, Selektion der Meldung, beeinflussen ihre Qualität.

Es handelt sich um einen wichtigen Studientyp, der oft die einzige Möglichkeit bildet, um seltene und unerwartete Ereignisse aufzudecken.

Praktikabilität
Ein geringer Organisationsaufwand (z.B. durch einfache Erfassungsbögen), um die Meldehäufigkeit nicht einzuschränken, sollte betrieben werden.
Bei schwerwiegenden Ereignissen sind Zusatzinformationen einzuholen.

Grundbegriffe

Im folgenden werden einige wichtige epidemiologische Grundbegriffe kurz vorgestellt:

Attributables Risiko
Anteil der Erkrankungen, der auf eine bestimmte Exposition zurückzuführen ist und der über das Risiko der Nichtexponierten hinausgeht (zurechenbares Risiko).

Bias
Systematische, unbewußte Verzerrung. Je nach dem Ursprung dieser Verzerrung werden die verschiedenen Bias-Arten (z.B. Selection-Bias, Information-Bias, Confounding) unterschieden.

Confounding
Systematische Verzerrung des Ergebnisses, die durch das Zusammenwirken von mindestens 2 Faktoren entsteht, die auf die untersuchte Beziehung (Behandlung und Zielvariable) wirken und die nicht einzeln berücksichtigt wurden.

Doppel-blind
Randomisierte klinische Studie, bei der weder der Teilnehmer noch der behandelnde Arzt wissen, welcher Therapie der Patient zugeteilt ist.

Information-Bias
Systematische Verzerrung, die durch Meßfehler zustande kommt.

Intent-to-treat-Auswertung
Auswertungsstrategie, bei der alle randomisierten Patienten in der Gruppe ausgewertet werden (meistens, wie sie randomisiert wurden). Für Drop-Outs kommen Methoden zur Ergänzung der fehlenden Daten (wie z.B. „last-value-carried-forward") zum Einsatz.

Inzidenz
Zahl der Neuerkrankungen innerhalb einer definierten Population in einer bestimmten Zeiteinheit (z.B. pro Jahr).

Latenzzeit
Zeit von der Exposition bis zum Ausbruch einer Krankheit.

Odds-Ratio
Maßzahl in Fall-Kontroll-Studien.
Darunter versteht man das Verhältnis der Wahrscheinlichkeit eines Falls, exponiert zu sein mit dem einer Kontrolle, exponiert zu sein. Dieses Verhältnis approximiert das relative Risiko.

Prävalenz
Maßzahl in Querschnittsstudien
Häufigkeit einer Erkrankung in der Bevölkerung zu einem bestehenden Zeitpunkt.

Prospektiv
Charakterisierung einer Studie anhand ihrer Blickrichtung: Ursache $\Rightarrow$ Wirkung. Die Behandlungsergebnisse werden in Abhängigkeit von der Behandlung ermittelt.

Randomisierung
Die Zuteilung der Patienten zu den verschiedenen Behandlungsgruppen erfolgt zufällig.

Relatives Risiko
- Maßzahl in Kohortenstudien.
- Verhältnis der kumulativen Inzidenz Exponierter gegenüber der Nichtexponierter.

Repräsentativität
Übereinstimmung der relevanten Studienparameter zwischen der ausgewählten Stichprobe und der Grundgesamtheit.

Retrospektiv
Charakterisierung einer Studie anhand ihrer Blickrichtung: Wirkung $\Rightarrow$ Ursache. Die unterschiedlichen Behandlungen werden in Abhängigkeit von der Wirkung ermittelt.

Systematische Verzerrung, die durch mangelnde Berücksichtigung einer das Studienresultat beeinflussende Größe bei der Auswahl der Stichprobe zustande kommt (z.B. systematisches Fehlen oder Ausfall bestimmter Personengruppen).

8 Erstellung eines Prüfplans – Inhalt und Layout

A. J. W. Goldschmidt

In Kap. 1 wurde bereits auf die Bedeutung eines vor Studienbeginn erstellten Prüfplans zur statistischen Glaubwürdigkeit einer wissenschaftlichen Untersuchung hingewiesen. In diesem Kapitel soll darauf eingegangen werden, wie ein Prüfplan aufgebaut sein sollte und was in ihm enthalten sein muß.

Ganz allgemein läßt sich sagen, daß aus klinischer Sicht alles darin enthalten sein muß, was das Arzneimittelgesetz dazu fordert (AMG, zuletzt geändert durch das 5. Gesetz zur Änderung des Arzneimittelgesetzes von 1994) und was in der „Bekanntmachung von Grundsätzen für die ordnungsgemäße Durchführung der klinischen Prüfung von Arzneimitteln" (vom 9. 12. 1987) beschrieben ist. Daneben ist für Mediziner die „Berufsordnung für die deutschen Ärzte" bindend, wie diese seit 1976 aufgrund der Beschlüsse des Deutschen Ärztetages nach unterschiedlichen Zeitabschnitten aktualisiert verabschiedet wird (regelmäßige Änderungen durch die Ärztetage. Stand bis zur Drucklegung: 1977, 1979, 1983, 1985, 1988, 1990 und 1993). Dazu zählt auch der „Beschluß zur Überwachung der klinischen Prüfung von Arzneimitteln des Ausschusses Arzneimittel-, Apotheken- und Giftwesen der AGLMB" sowie die „Deklaration von Helsinki" (The World Medical Association: Declaration of Helsinki). Relativ neu hinzugekommen sind die „Guten Praktiken" für klinische Studien in den Länder der europäischen Gemeinschaft, auf die ebenfalls in Kap. 1 bereits ausführlich eingegangen wurde. Kap. 10, Medizinische Studien im Licht der Paragraphen, beschäftigt sich mit allen wesentlichen juristischen Rahmenbedingungen incl. Datenschutz, Schweigepflicht und Strafrecht. In Kap. 11, Ethische

Grundlagen von Studien, werden ebenfalls einige der erwähnten
Texte erläutert und im originalen Wortlaut wiedergegeben. Das
Deutsche Ärzteblatt (Deutscher Ärzteverlag in Köln), die Standes-
organisation der Pharmazeuten sowie z.B. der Verlag Editio Cantor in Aulendorf veröffentlichen regelmäßig die entsprechenden
Gesetze, Grundsätze, Empfehlungen und Vorschläge, so daß hier
auf eine detaillierte Literaturaufstellung verzichtet werden soll,
die ohnehin nur eine zeitlich sehr befristete Gültigkeit haben
kann. Außerdem bietet z.B. der Bundesverband der pharmazeutischen Industrie (BPI Service GmbH in Frankfurt/Main) jährlich
aktualisierte Kolloquien zu dieser Thematik an. Im Unterschied
zu vielen sonstigen Gesetzen sind alle oben erwähnten Texte
leicht verständlich geschrieben. Ihre Lektüre im Originalwortlaut
ist für alle in der klinischen Forschung tätigen Mediziner und
Biowissenschaftler unverzichtbar! Bei internationalen Zulas-
sungsstudien sind natürlich die jeweiligen nationalen Vorschriften und Gesetze zu beachten.
Der Aufbau eines Prüfplans läßt sich grob pauschaliert standardi-
sieren. Wir haben den Versuch unternommen, unter einige der
vorgeschlagenen Überschriften für einen Studienplan auszugs-
weise einen Mustertext einzufügen, ohne daß dieser in jedem Fall
allgemeingültig sein soll oder kann. Als Beispiel wählten wir eine
Phase-III-Studie in der Onkologie.

Einleitung des Prüfplans

In der Einleitung sollten Motivation bzw. Rationale für diese Stu-
die ausgeführt werden incl. Angabe der Medikation und Indika-
tion sowie einem Verweis auf „Investigator's Brochure":
[Gegebenenfalls historische Entwicklung und aktueller Stand der
Therapie mit inhaltlicher Kurzwiedergabe der zitierten Literatur.
Gegebenenfalls das Für und Wider beschreiben.]
*„... Aufgrund der o.g. Studienergebnisse ... kann diese [neue]
Behandlungsoption als erfolgversprechend ... angesehen wer-
den. ... Die vorliegende Studie soll ... zeigen, ob die [neue] The-
rapie mit [dem neuem Wirkstoff] hinsichtlich der Wirksamkeit*

eine gleichwertige Alternative zur [Standard-]Therapie mit [dem alten Wirkstoff] bei dem o.g. Patientengut darstellt. Darüber hinaus soll bei Vorliegen einer äquivalenten Wirksamkeit die Überlegenheit hinsichtlich der Lebensqualität ... geprüft werden. ...“

Zielsetzung der Studie

Hier erfolgt eine genaue Beschreibung der Hauptfragestellung sowie, falls vorhanden, der untergeordneten Fragestellungen:

Primäres Studienziel

„... In der vorliegenden Phase-III-Studie soll untersucht werden, ob die progressionsfreien Intervalle der Patienten mit einem ...- Karzinom im Stadium ... unter [der neuen Therapie] denen unter [der Standardtherapie] äquivalent sind (primäres Ziel- bzw. Wirksamkeitskriterium) ...“

Sekundäre Studienziele

„... Darüber hinaus ist ein Vergleich der Responseraten und der Überlebenszeiten (=sekundäre Ziel- bzw. Wirksamkeitskriterien) und eine vergleichende Analyse der Lebensqualität ... unter dem jeweiligen Therapieverfahren vorgesehen ...“

Studienablauf

Studienmedikation, Charakterisierung der Studie, Studienpopulation

Im Studienablauf wird die Studienmedikation (verwendete Präparate und Dosierungen) geschildert und die Studie charakterisiert. Dazu gehören Studiendesign, die Fallzahlberechnung, die Randomisierung und die Studiendauer. Des weiteren wird die

Studienpopulation beschrieben, die aus der Beachtung der Ein- und Ausschlußkriterien sowie des Drop-out-Handlings resultiert.

Fallzahlschätzung

„... Es werden 370 ... Fälle für die Überprüfung der Äquivalenz der progressionsfreien Intervalle angestrebt. Hierbei muß noch eine maximal erwartete vorzeitige Therapieabbruchrate („drop out") von 20% über den gesamten Studienzeitraum ... hinzugefügt werden. Als Ergebnis ... ist dementsprechend ein Stichprobenumfang von mindestens $n_1 = n_2 = 222$ evaluierbaren Patienten pro Gruppe notwendig, um die Nullhypothese der Inäquivalenz mit einem statistischen Risiko erster Art von ...% ($\alpha = ...$) und 2. Art von ...% ($\beta = ...$) ... zu überprüfen. ... Die Fallzahlschätzung wurde auf der Basis folgender Annahmen durchgeführt: ... Es wurden die Ergebnisse der ...-Studie für die progressionsfreien Intervalle zugrundegelegt."

Studiendauer

[Rekrutierungszeitraum: 3 Jahre
Behandlungsdauer: 5 Jahre pro Patient
(falls nicht vorher verstorben oder „drop out")
=> Studiendauer: 8 Jahre]
„... Die Gesamtdauer der Studie wird auf 8 Jahre geschätzt, also 3 Jahre Rekrutierungszeit plus 5 Jahre Beobachtungszeit. Hinzu kommt die Zeit, die zur Erstellung der statistischen Analyse und des Abschlußberichts benötigt wird. Der Studienbeginn ist ab ... geplant. ..."

Einschlußkriterien:

allgemeine

- *Patienten im Alter von ≥ 18 Jahren*
- *Patienten, die in der Lage sind, ihr Einverständnis zur Studienteilnahme nach entsprechender vorheriger Aufklärung schriftlich oder mündlich in Anwesenheit eines Zeugen zu erklären;*

spezielle

- *Patienten mit „severe disease", d.h. ...*
- *Knochenmetastasen $\geq$ Grad II nach der EOD-Einteilung*
- *Allgemeinzustand nach ECOG 0, 1 oder 2.*

Ausschlußkriterien:
allgemeine
- *Personen unter 18 Jahren*
- *mangelnde Kooperationsbereitschaft*
- *Suizidgefahr*
- *Teilnahme an einer anderen klinischen Studie $\leq$ 30 Tage vor Studienbeginn;*

spezielle
- *Patienten mit „minimal disease", d.h. ...,*
- *schlechter Allgemeinzustand nach ECOG 3 und 4,*
- *Vorliegen eines malignen Zweittumors, ausgenommen ...,*
- *Epilepsie.*

Variablenbeschreibung

Zu den Variablen gehören die Patientenbasisdaten (Demographie etc.), die primären und ggf. sekundären Zielgrößen, die in der Studie vorgesehenen Sicherheitsparameter und die sonstigen klinischen Parameter. „Harte", objektivierbare klinische Parameter sind z.B. Laborwerte, zu den „weichen", subjektiven gehört das Arzturteil. Außerdem werden hier ggf. Begleiterkrankungen und Begleitmedikationen aufgeführt, die Untersuchungstermine definiert und die Kontrolle der Compliance geschildert.

Wirksamkeit / Effektivitätsparameter („efficacy variables")
Primärer Parameter
„... die progressionsfreien Intervalle in den beiden Therapiearmen. ... Endpunkt ist ... entweder ... das erste Auftreten der Progression, ... der Tod ... oder ... das individuelle Erreichen der Fünfjahresgrenze. ..."
Sekundäre Parameter
„ ... Überlebenszeit und Responserate ... gemäß EORTC-Kriterien (Protokoll Nr. ...). ..."

Verträglichkeit / Sicherheitsparameter („safety variables")
Subjektive Parameter
„... durch ... Eigenbewertungen der Patienten (s. Patientenprüfbögen und -paß) ..."

Objektive Parameter

„... Alle ... Ereignisse oder ... Vorkommnisse sowie Meßergebnisse ... werden gemäß ... dokumentiert. Reaktionen und Ereignisse sind wie folgt zu klassifizieren: ...
Für alle unerwünschten Ereignisse wird ihr Zusammenhang mit der Behandlung vom Prüfer anhand der folgenden Begriffe und deren Definitionen festgestellt: ...“

Compliance

„... Zur Überwachung der Patientencompliance dient die Einhaltung der Untersuchungstermine und die Bestimmung des Serum-[parameters] ...
Außerdem müssen Ausgabe, Verbrauch und Rücknahme der Prüfpräparate bei jeder Kontrolluntersuchung kontrolliert und protokolliert werden („drug accounting“). ...“

Beobachtungsplan / Meßzeitpunkte („schedule of observations“)
... vor Behandlungsbeginn ...[Tag o]:
a) Einverständniserklärung des Patienten
b) Ausfüllen und Überprüfen der Checkliste für Ein- und Ausschlußkriterien
c) vollständige Anamnese und Erhebung des Ganzkörperstatus
d) bildgebende Verfahren: ... ...
e) Laborwerte: ... ...
f) Gewebeproben.
... während der Behandlung
„... Kontrolluntersuchungen werden erforderlich bei Studienbeginn, nach 3, 6, 9 und 12 Monaten usw., also in jeweils 3monatigem Abstand bis zur letzten Kontrolluntersuchung beim Studienende des einzelnen Patienten, d.h. nach 5 Jahren. Die Kontrollen werden entsprechend den Untersuchungsbögen durchgeführt. ... Zur Beurteilung der Wirksamkeit dienen ...“

Laborparameter

„... Routineparameter, die bei jedem Kontrolltermin einschließlich Studienbeginn und Studienende im Labor des betroffenen Studienzentrums erhoben werden:
Blutbild, BKS, SGOT, SGPT, LDH, Bilirubin, Kreatinin, Harnstoff, Harnsäure, Kalzium, Natrium, ...“

„... Spezialbestimmungen, die ebenfalls bei jedem Untersuchungstermin vorgenommen werden, jedoch zentral nur in dem angegebenen Speziallabor durchgeführt werden: Dafür werden Vollblutproben entnommen und nach Zentrifugation und Tiefgefrierung an die Studienzentrale nach ... geschickt [Referenzlabor]. Es handelt sich um folgende Parameter: ...“

„... Die Ober- und Untergrenzen der Routinelaborparameter sowie der [Spezialparameter] sind von dem jeweiligen Labor des betreffenden Studienzentrums bzw. von dem genannten Speziallabor zu definieren. ...“

Unerwünschte Ereignisse, vorzeitige Beendigung der Studie

Jedes unerwünschte Ereignis, auch jeder Verdachtsverfall, muß vom Prüfarzt dokumentiert und unter Einhaltung der diesbezüglichen aktuellen gesetzlichen Bestimmungen gemeldet werden. Schwerwiegende und nicht schwerwiegende Ereignisse sollten im Prüfprotokoll exakt definiert sein.

Methodik

Zur Methodik gehört die Beschreibung der klinischen und Laboruntersuchungen mit Bezug auf die jeweiligen Normalwerte. Möglicherweise ist hier auch noch einmal eine detailliertere Definition der Wirksamkeit angebracht, als dies bei der Variablenbeschreibung der Fall war (s. oben). Breiten Raum sollten die Methoden für die biometrische Auswertung einnehmen. Dazu gehört auch, durch wen und wie die Analysen durchgeführt werden sollen sowie wer und wie die Daten erfaßt werden. Zum Umgang mit den Daten (Datenhandling) gehört ggf. eine genaue Beschreibung der Kodierung und/oder Anonymisierung. Von erheblicher Tragweite für die Fallzahlbestimmung kann es sein, wenn Zwischenauswertungen geplant sind (ob überhaupt, wenn ja: wie viele und wann).

Statistische Verfahren

Fallzahlschätzung

Logrank-Test-Vergleich [vgl.: Machin u. Campbell 1987]

Progressionsfreiheit / Überlebenszeit
Kaplan-Meier-Diagramme mit 2α-Vertrauensbereich nach Hall-Wellner [vgl.: Kaplan u. Meier (1958) sowie Hall u. Wellner (1980)].
Logrank-Test, Variante nach Peto und Peto [vgl.: Peto u. Peto J.(1972)].

Response und Lebensqualität
„... vergleichende Analysen gemäß ... [Besonderheit:] ... Bei der Lebensqualität gehen wir von der Hypothese einer Überlegenheit der [neuen] Therapie aus ...“

Sonstige Variable
„... explorativ und / oder deskriptiv ...“

Zwischenauswertung(en)
„... Es werden keine Zwischenauswertungen durchgeführt. ...“ [Keine Verletzung des konfirmatorischen Konzepts, keine α-Adjustierung notwendig]

Umgang mit den Daten („data handling procedures")

Datenerhebung
„... Jeder verantwortliche Prüfer muß eine eigene Patientenkartei (Patientenakte) getrennt von den Erhebungsbögen führen. ... Die Erhebungsbögen sind sorgfältig zu führen und müssen auf dem laufenden gehalten werden. ... In jeder Patientenakte sollte sich die zugehörige unterschriebene Einverständniserklärung befinden. Nach Abschluß der Behandlung ... im ... Studienordner aufbewahren ...

*Alle Originallaborbefunde müssen in den jeweiligen Patienten-
akten enthalten sein. ...*

*Jeder Erhebungsbogen muß lesbar ausgefüllt (Korrekturen dür-
fen nur so vorgenommen werden, daß der Fehler erkennbar
bleibt, d.h. nur durchstreichen und keine Benutzung von „tipp-
ex", Klebeetiketten oder ähnliches.) und vom Prüfer unter-
schrieben werden. ...*

Aufbewahrung von Daten, resp. Unterlagen

*„... Sämtliche Korrespondenz in Zusammenhang mit dieser kli-
nischen Studie ist in den dafür vorgesehenen Studienordnern
aufzubewahren. ...*

*Patientenunterlagen, Originaldokumente, Erhebungsbögen,
Präparatebestandslisten sowie Korrespondenz mit der Ethik-
kommission und den Herstellerfirmen der Prüfpräparate in
Zusammenhang mit der Studie sind zu archivieren. Die Aufbe-
wahrungszeit der Unterlagen beim Prüfer beträgt mindestens 15
Jahre. ..."*

Datenerfassung per EDV und deren Analyse

*„... Die Daten dieser Studie werden von dem mit der Biometrie
und dem Monitoring betrauten Institut [gemäß deren SOPs
erfaßt und] statistisch ausgewertet. ...*

*Den Prüfzentren werden auf Wunsch nach der biometrischen
Abschlußanalyse ihre in Tabellenform gelisteten Daten zur Verfügung gestellt. ..."*

Was außerdem nicht fehlen darf

Zu folgende Unterpunkten sollten in jeden endgültigen Prüfplan
entsprechende Unterlagen, Erläuterungen und Anlagen gehören:
- Ethisch/rechtliche Voraussetzungen
  (Ethikkommission, Meldung bei der Behörde, Versicherung
  etc.),
- Monitoring/Audit

(durch wen, in welchen Intervallen, diesbezügliche Patienten-
aufklärung und -einwilligung wegen Schweigepflicht und
Datenschutz etc.),
– Studiendokumentation
(Patientenaufklärung und -einverständnis, Dokumentations-
bögen, Patiententagebuch, Meldebögen für UEs, wichtigste
Telefon-/FAX-Nummern und Adressen etc.),
– Verwendung der Studienergebnisse
(Zulassungsstudie oder nicht, Veröffentlichungsrechte, etc.),
– Deklaration von Helsinki
– Bekanntmachung von Grundsätzen für die ordnungsgemäße
Durchführung der klinischen Prüfung von Arzneimitteln vom
9. 12. 1987 (im Bundesanzeiger Nr. 243 vom 30. Dezember
1987),
– fakultativ die wichtigsten Paragraphen des gültigen AMG (§§
10, 40, 41, 67 etc.),
– unterzeichnete Erklärung des Sponsors, Prüfungsleiters und
der Prüfärzte,
– Literatur.

Pflichten des Prüfers

*„... Alle klinischen Maßnahmen, die im Rahmen dieses Prüf-
plans durchgeführt werden, unterliegen den „Regeln von Good
Clinical Practice" (GCP). ...*
*Der Prüfer muß neben den Vorschriften des gültigen Arzneimit-
telgesetzes der Bundesrepublik Deutschland (AMG) folgende
Prinzipien und Richtlinien (Auswahl) beachten:*
*– Grundsätze für die ordnungsgemäße Durchführung der klini-
schen Prüfung von Arzneimitteln,*
– Arzneimittelprüfrichtlinien,
*– Beschluß der Arbeitsgemeinschaft der Landesmedizinalbe-
amten (AGLMB) zur Überwachung der klinischen Prüfung
von Arzneimitteln,*
*– Berufsordnung der jeweiligen nationalen ärztlichen Standes-
organisation, z.B. die Berufsordnung der deutschen Ärzte,*
– Deklaration von Helsinki,
– Richtlinien der EG zu Good Clinical Practice (ab 1. 7. 1991) ..."

Ehtikkommission

„... Jeder Prüfungsleiter ist verpflichtet, sich über die Zielsetzung der Studie, den Prüfplan und die für die Studie zu verwendende Einverständniserklärung von einer Ethikkommission ... vor Beginn der Studie beraten zu lassen. Das schriftliche Votum der Ethikkommission ist Bestandteil des endgültigen Studienprotokolls. ...".

Entscheidungskriterien für den Beginn der Studie:

„Die vorgeschlagene Studie kann beginnen, wenn folgende Bedingungen erfüllt sind: ...

a) Die schriftliche Beratung durch eine Ethikkommission liegt vor.

b) „..."

Patientenaufklärung/-einverständnis und Patientenversicherung

Aus der schriftlichen Patientenaufklärung/-einverständniserklärung muß hervorgehen, daß der Patient die Studie jederzeit und ohne Angabe von Gründen abbrechen darf. Die Ethikkommissionen bemängeln es auch immer wieder, wenn in der Aufklärung nicht nur der ausdrückliche Hinweis auf die Versicherung des Patienten fehlt, sondern auch der Name der Versicherungsgesellschaft, der Versicherungsnehmer sowie die Versicherungsnummer fehlen. Die schriftliche Patientenaufklärung sollte zudem aus einem durchschreibenden Formular bestehen, dessen Durchschrift der Patient nach seiner Unterschrift behält. Leider ist dies, selbst bei Standardaufklärungen in Krankenhäusern, im Interesse des Patienten und zur Unterstreichung der Glaubwürdigkeit des behandelnden Arztes sowie der geplanten Studie immer noch nicht die Regel.

Der Dokumentationsbogen in der klinischen Prüfung

B. Schaaf

Einleitung

Der Dokumentationsbogen (Abkürzung: CRF; „Case Report Form") dient zur Erfassung der Daten aus klinischen Studien. Darüber hinaus stellt er in der Praxis oft die wichtigste Arbeitsunterlage für den Prüfarzt dar und sollte deshalb weitgehende Anleitung zur Durchführung der Prüfung bieten, ohne daß der Prüfarzt weitere Dokumente über ein notwendiges Ausmaß hinaus einsehen muß.

Einer Optimierung der inhaltlichen und formalen Gestaltung von Dokumentationsbögen kommt insofern eine erhebliche Bedeutung zu, als mangelhafte CRFs die Daten, die im Prüfplan vorgeschrieben werden, nicht oder nur unzureichend liefern, die durch mangelhafte CRFs gelieferten Ergebnisse möglicherweise uneindeutig sind und daraus erhebliche Folgekosten resultieren können, angefangen von einem erhöhten Aufwand beim Data-Cleaning über einen erhöhten Monitoring-Bedarf zur Beschaffung nicht dokumentierter Erhebungen bis hin zur Durchführung neuer Studien.

Amtliche Richtlinien für die Gestaltung von Dokumentationsbögen

FDA-Guidelines

Die FDA („Food and Drug Administration") ist die amerikanische Gesundheitsbehörde, die u.a. für die Zulassung von Arzneimitteln zuständig ist. Wer erwartet, daß man in den FDA-Guidelines erfährt, wie man einen Dokumentationsbogen zu gestalten hat, ist enttäuscht: „A description of an adequate case report form is beyond the scope of this document ...". Es werden lediglich sehr allgemeine inhaltliche Vorgaben gemacht. In CRFs sollen „demographic information", „diagnostic information", „dosis information with the study drug", „dosis information with other drugs" und „all observations made" dokumentiert werden.

Die FDA-Guidelines geben auch Empfehlungen zu zwei formalen Aspekten: Zum einen sollten unerwünschte Ereignisse nicht ausschließlich in Form von Multiple-choice-Vorgaben abgefragt werden, sondern der Prüfarzt solle auf jeden Fall die Möglichkeit haben, zusätzlich seine eigene Terminologie zu verwenden. Zum anderen sollten negative Befunde von nicht erhobenen Befunden klar zu unterscheiden sein (bedeutet z.B. kein Eintrag bei Begleiterkrankungen „keine Begleiterkrankung vorhanden?" oder handelt es sich um „missing data"?).

EG-GCP-Note for Guidance

In den letzten Jahren gab es Bemühungen, einen hohen Standard in klinischen Prüfungen zu etablieren und die Richtlinien, unter denen klinische Studien in Europa durchgeführt werden, zu vereinheitlichen. Eine Kommission der Europäischen Gemeinschaft hat dazu GCP-Richtlinien herausgegeben (GCP: „Good Clinical Practice"). Die GCP-Richtlinien sind wesentlich detaillierter als die FDA-Richtlinien. So werden die in Dokumentationsbögen zu erfragenden Variablen konkret vorgegeben (z.B. Alter, Geschlecht, Körpergröße, Gewicht, Diagnose etc.; vgl. Anhang 1). Aber auch diese „... Auflistung ist nicht vollständig, und der Prüfbogen muß unter Berücksichtigung der Eigenschaften des jeweiligen Prüfpräparats erstellt werden".

BAnz Nr. 243 vom 30. 12. 1987, S. 16617 – 16618

Die 3. amtliche Quelle zur Gestaltung von Dokumentationsbögen, auf die hier eingegangen werden soll, sind die im Bundesanzeiger Nr. 243 vom 30. 12. 1987, S. 16 617–16 618 vom Bundesminister für Jugend, Familie, Frauen und Gesundheit veröffentlichten „... Grundsätze für die ordnungsgemäße Durchführung der klinischen Prüfung von Arzneimitteln" (vgl. Anhang 2). Die inhaltlichen Vorgaben des BAnZ sind denen der GCP-Richtlinien sehr ähnlich, aber noch differenzierter. Die Checkliste in Abb. 24 lehnt sich eng an die im BAnz Nr. 243 gemachten Vorgaben an.

Inhaltliche Gestaltung von Dokumentationsbögen

Der CRF muß sicherstellen, daß die Minimalanforderungen der amtlichen Richtlinien (s. oben) erfüllt und alle im Prüfplan genannten Variablen dokumentiert sowie alle Informationen abgefragt werden, die für möglicherweise unternehmensspezifische Safety-Datenbanken erforderlich sind. Im folgenden werden die in der Checkliste zur inhaltlichen Gestaltung von Dokumentationsbögen aufgeführten Variablen (Abb. 24) im einzelnen erörtert.

Dokumentation der Einwilligung nach Aufklärung

Bei der Einwilligungserklärung ist darauf zu achten, daß diese in patientengerechter bzw. probandengerechter Sprache abgefaßt ist. Die Einwilligungserklärung ist nicht notwendigerweise Bestandteil des CRF, sondern kann auch getrennt davon aufbewahrt werden. Es ist jedoch sinnvoll, die Dokumentation der Ein-

Checkliste	Eintragungsmöglichkeit im CRF bereits vorgesehen:	
	ja	fehlt noch
Dokumentation oder Einwilligung	☐	☐
Ein- und Ausschlußkriterien	☐	☐
Patientenidentifikation	☐	☐
Demographische Daten	☐	☐
Schwangerschaft	☐	☐
Prognostische Faktoren	☐	☐
Verordnungsrelevante Diagnose	☐	☐
Begleiterkrankungen	☐	☐
Prüfmedikation	☐	☐
Behandlungs- und Beobachtungszeitraum	☐	☐
Compliance	☐	☐
Begleittherapien	☐	☐
Relevante Vortherapien	☐	☐
Wirksamkeitsparameter	☐	☐
Verträglichkeitsparameter	☐	☐
Gesamtbeurteilung von Wirksamkeit und Verträglichkeit	☐	☐
Unerwünschte Ereignisse	☐	☐
Beendigung der Prüfung	☐	☐
Raum für Kommentare	☐	☐
Name und Adresse des Prüfarztes	☐	☐
Unterschriften des Prüfarztes	☐	☐
Hinweise zum Verfahren bei Korrekturen	☐	☐

Abb. 24. Checkliste für die inhaltliche Gestaltung von Dokumentationsbögen.

willigung nach Aufklärung in den CRF aufzunehmen, und zwar entweder als eigenes Formblatt oder als Teil der Checkliste der Ein-/Ausschlußkriterien, z.B. „Schriftliche Einwilligungserklärung des Patienten vom .... (Datum) liegt vor".

Erfüllen der Einschlußkriterien und Nichtvorliegen der Ausschlußkriterien

Im CRF muß dokumentiert werden, daß der Patient alle im Prüfplan genannten Ein- und Ausschlußkriterien erfüllt. Es empfiehlt sich, dem Arzt die Ein- und Ausschlußkriterien am Anfang des CRF in Form einer Checkliste zu präsentieren und klar zu kennzeichnen, wann ein Patient nicht in die Studie aufgenommen wird bzw. aus der Studie ausgeschlossen wird („Stop – Patient nicht in Studie aufnehmen").

Identifikation des Patienten

Es muß für den Prüfarzt möglich sein, den Patienten (unter Einhaltung datenschutzrechtlicher Bestimmungen) zu identifizieren.

Demographische Daten

Folgende demographischen Daten sollten unbedingt Bestandteil des CRF sein: Geburtsdatum (bzw. Alter), Größe, Gewicht, Geschlecht (die EG-GCP-Note fordert auch die Dokumentation der ethnischen Zugehörigkeit).

Etwaige Schwangerschaft

Angaben zu einer etwaigen Schwangerschaft bei Frauen im gebärfähigen Alter sind – in der Regel als Auschlußkriterium – notwendiger Bestandteil jedes CRF.

Wichtige prognostische Faktoren

Bei den wichtigen prognostischen Faktoren sollten alle Variablen abgefragt werden, die möglicherweise das Therapieergebnis beeinflussen können und die nicht in die Ein-/Ausschlußkriterien eingehen (z.B. Frage nach der bisherigen Krankheitsdauer; Frage nach dem Rauchverhalten des Patienten bei der Prüfung eines Antiasthmatikums; Frage nach diätetischen Gewohnheiten bei der Prüfung eines Lipidsenkers). Sind Subgruppenanalysen in Abhängigkeit von prognostischen Faktoren geplant, sollte man, um die Validität der Daten zu erhöhen, die Faktoren in Form von Multiple-choice-Vorgaben abfragen (Vorgabe der relevanten prognostischen Faktoren zum Ankreuzen „ja/nein").

Verordnungsrelevante Diagnose

Die Abfrage der verordnungsrelevanten Diagnose ist ein zentrales Thema des Dokumentationsbogens. Handelt es sich bei den potentiellen Indikationen um komplexe Krankheitsbilder, sollte man unbedingt die Kriterien für die Diagnosestellung vorgeben. Denn die Kriterien für die Diagnosestellung bestimmen möglicherweise die Abstraktionsebene, auf der bei der statistischen Analyse Aussagen getroffen werden können.

Beispiel: Ist kein Kriterium für die Diagnosestellung angegeben, erhält man in einer Studie mit einem Antidepressivum als verordnungsrelevante Diagnose möglicherweise so verschiedene Antworten wie „Depression", „Antriebsschwäche" und „schizoaffektive Psychose". Gibt man dagegen ein Kriterium vor (z.B. „nach ICD-9, 4 Stellen"), wird man eine Homogenisierung der Antworten erreichen.
Die Abfrage der verordnungsrelevanten Diagnose mit Hilfe der Multiple-choice-Technik ist dann besonders zu empfehlen, wenn Subgruppenanalysen in Abhängigkeit von der Diagnose geplant sind.

Begleiterkrankungen

Es ist wichtig, alle bei Beginn der Prüfung bereits bestehenden und im Verlauf der Studie neu aufgetretenen Begleiterkrankungen zu dokumentieren. Sind Subgruppenanalysen hinsichtlich bestimmter Begleiterkrankungen geplant, sollte die Abfrage mit Hilfe der Multiple-choice-Technik erfolgen. Klartextangaben sollten ebenfalls möglich sein.

In allen Situationen, in denen es nach Beendigung der Studie zu einem erhöhten Erklärungsbedarf hinsichtlich des Auftretens unerwünschter Ereignisse oder des Anteils von Non-Respondern kommen könnte (z.B. bei der Prüfung von Substanzen mit großem Nebenwirkungspotential, bei der Prüfung in umstrittenen Indikationen etc.), bietet es sich an, vor Beginn der Studie eine umfassende gestützte Abfrage zum Zustand aller Körpersysteme vorzunehmen. Unter Rekurs auf diese Informationen gestaltet sich die Ursachenforschung für zu erklärende Ereignisse möglicherweise einfacher.

Anwendung der Prüfmedikation

In Zusammenhang mit der Prüfmedikation abzufragen sind Einzeldosis, Tagesdosis, Dosierungsschema, ggf. Wechsel der Dosierung, Art der Applikation, Dauer der Anwendung (von–bis). Falls die Prüfmedikation während der Prüfung kurzfristig abgesetzt wird, sind Dauer des Absetzens und die Begründung dafür zu dokumentieren.

Beginn und Ende des Beobachtungszeitraums

Neben der Dauer der Anwendung, die in der Regel bereits im Zusammenhang mit der Anwendung der Prüfmedikation erfaßt wird, ist eine möglicherweise davon abweichende Dauer der Beobachtung zu dokumentieren (Beispiel: One-shot-Prophylaxestudie mit einem Antibiotikum).

Dokumentation der Therapiecompliance

Mögliche Verfahrensweisen zur Überprüfung der Therapiecompliance sind z.B. Vergleich ausgegebener vs. verbrauchter Prüfmedikation und Eintragung in den CRF, Plasmakonzentrationsbestimmung des Wirkstoffes, Übertragung der Studienmedikationseinnahmen aus dem Patiententagebuch in den CRF.

Begleittherapien

Die Mindestanforderungen an die Dokumentation der Begleittherapie sind Name der Medikation, Tagesdosis, Applikationsart und Behandlungszeitraum. Wenn möglich, sollte auch die Indikation erfragt werden. Eintragungen über den Grund des Absetzens bzw. des Dosiswechsels geben weitere interessante Aufschlüsse.
Bei komplexen Fragestellungen bzw. schwerwiegenden Erkrankungen, in denen das Prüfpräparat lediglich als Adjuvans zur Basistherapie eingesetzt wird, kann eine stark strukturierte Art der Informationsgewinnung zur Begleittherapie notwendig sein (z.B. Vorgabe von komplexen zytostatischen Behandlungsregimen zum Ankreuzen). Ist eine Subgruppenanalyse in Abhängigkeit von der Begleittherapie geplant, bietet sich auch hier die gestützte Abfrage mit Hilfe der Multiple-choice-Technik an.
Ist die Gabe einer Begleitbehandlung zu befürchten, die zu einer Kollision mit einem Ausschlußkriterium führt, sollte an dieser Stelle darauf hingewiesen und möglichst gleichwertige Alternativen für „verbotene" Arzneimittel angeboten werden. Sind in der zu prüfenden Indikation nichtmedikamentöse Therapieansätze von Bedeutung, sollten auch diese erfragt werden (z.B. Diät bei Prüfung eines Lipidsenkers).

Relevante Vortherapien

Für die Dokumentation relevanter Vortherapien gilt das gleiche wie für die Dokumentation der Begleittherapien. In Abhängigkeit von der Fragestellung bzw. Art der Prüfsubstanz können die zu

dokumentierenden Substanzen auf bestimmte Substanzgruppen
(z.B. Thiaziddiuretika) und/oder bestimmte Zeiträume (z.B. nur
innerhalb der letzten 14 Tage vor Behandlungsbeginn) beschränkt werden.

Wirksamkeitsparameter

Die Wirksamkeitsparameter stellen die zentralen Variablen des
Dokumentationsbogens dar. Man unterscheidet primäre und
sekundäre Wirksamkeitsparameter. Die primären Wirksamkeitsparameter sollen die Hauptfragestellung beantworten und werden u.a. zur Berechnung der Stichprobengröße herangezogen. Die
sekundären Zielparameter operationalisieren Nebenfragestellun-
gen der Studie.
Die Wirksamkeitsparameter sind abhängig von der im Prüfplan
formulierten Fragestellung und können auf vielfältige Art und
Weise operationalisiert werden (z.B. in Form von Laborparame-
tern, Rating-Skalen, Inzidenzen etc.). Bei der Operationalisierung
und Erfassung der Wirksamkeitsparameter ist besondere Sorgfalt
angezeigt.

Beispiel: Stellt man in einer Studie mit einem Antiepileptikum,
z.B. hinsichtlich des Hauptzielparameters „Anfallsfrequenz", die
Frage nach der „Häufigkeit der Anfälle" und spezifiziert nicht, auf
welchen Zeitraum sich die Antwort beziehen soll, ist die Angabe
„10" (pro Monat, seit der letzten Visite?) wertlos. Weiterhin ist die
unklar, ob sich die Angaben auf den Hauptanfallstyp oder einen
anderen Anfallstyp beziehen. Ganz allgemein gilt: im CRF eindeutig spezifizieren, auf welchen Zeitraum, welchen Parameter,
welche Maßeinheit etc. sich die Eintragung bezieht.
Bei der Operationalisierung der Wirksamkeitsparameter sollte
man sich für möglichst „harte" Daten entscheiden (d.h. die Daten
sollten möglichst objektiv sein und damit unabhängig von der
Person, die sie erhebt), und man sollte ein möglichst hohes Skalenniveau wählen. Also z.B. besser „Auswurfmenge in ml" (objektive Messung, Rationalskalenniveau) als „Beurteilung der Auswurfmenge: kein, wenig, mäßig, viel" (subjektive Beurteilung,
Ordinalskalenniveau) oder gar „Auswurf vorhanden: ja/nein"

(subjektive Beurteilung, Nominalskalenniveau). Je höher das Skalenniveau der Operationalisierung, um so aufwendigere und aussagefähigere statistische Analysemethoden sind möglich. Ist man in Fragen der statistischen Methodik unsicher, empfiehlt es sich auf jeden Fall, bei der Erstellung eines Prüfplans einen Statistiker/Biometriker hinzuzuziehen.

Am Ende der Behandlung sollte eine globale Beurteilung der Wirksamkeit vorgenommen werden, z.B. im Sinne von „sehr gut", „gut", „mäßig", „schlecht", „nicht beurteilbar" (mit Klartextangabe als Begründung).

Verträglichkeitsparameter

Um eine Beurteilung der Verträglichkeit der Prüfmedikation zu ermöglichen, werden in klinischen Prüfungen häufig Safety-Laborparameter erhoben (vgl. Abb. 25).

Bei der Erhebung von Laborwerten sollte die Möglichkeit zur Kommentierung abnormer Werte gegeben sein. Es sollte sowohl ein Urteil zur Ursache des abnormen Werts als auch eine Einschätzung seiner klinischen Relevanz verlangt werden. Bei klinisch relevanten Abweichungen empfiehlt es sich, ein separates Blatt für unerwünschte Ereignisse auszufüllen (s. unten).

Analog der globalen Beurteilung der Wirksamkeit (s. oben) muß auch eine globale Beurteilung der Verträglichkeit durch den Prüfarzt und/oder Patient zumindest bei Behandlungsende, möglicherweise auch öfters zu verschiedenen Zeitpunkten während der Therapie erfolgen.

Unerwünschte Ereignisse

Der Begriff unerwünschtes Ereignis (UE) darf nicht mit dem Begriff der unerwünschten Arzneimittelwirkung (UAW) verwechselt werden. Im Gegensatz zum Begriff der unerwünschten Arzneimittelwirkung beinhaltet der Begriff UE keine Annahme zu einem möglichen ursächlichen Zusammenhang mit dem Prüfpräparat.

Labor

Behandlungstag 3

Prüfarzt-Nr. ___ Patienten-Nr. ___

Bitte ankreuzen, wenn der Wert außerhalb des Normbereiches liegt:

Hämatologie			Klinisch relevant? nein	ja	1*	2*	3*	4*	5*
Hämoglobin	☐☐☐,☐	g/dl	☐	☐	☐	☐	☐	☐	☐
Hämatokrit	☐☐	Vol.-%	☐	☐	☐	☐	☐	☐	☐
Erythrozyten	☐☐,☐☐	$10^6/mm^3$	☐	☐	☐	☐	☐	☐	☐
Leukozyten	☐☐,☐	$10^3/mm^3$	☐	☐	☐	☐	☐	☐	☐
Thrombozyten	☐☐☐	$10^3/mm^3$	☐	☐	☐	☐	☐	☐	☐
Klinische Chemie									
Natrium	☐☐☐	mmol/l	☐	☐	☐	☐	☐	☐	☐
Kalium	☐,☐	mmol/l	☐	☐	☐	☐	☐	☐	☐
Kreatinin	☐☐,☐	mg/dl	☐	☐	☐	☐	☐	☐	☐
SGPT	☐☐☐	U/l	☐	☐	☐	☐	☐	☐	☐
SGOT	☐☐☐	U/l	☐	☐	☐	☐	☐	☐	☐
Harnsäure	☐,☐	mg/dl	☐	☐	☐	☐	☐	☐	☐
Harnstoff	☐☐☐	mg/dl	☐	☐	☐	☐	☐	☐	☐

wenn ja, bitte UE-Formblatt ausfüllen

Kommentar:

*** Erläuterung:**
1 : Zusammenhang mit Grunderkrankung
2 : Zusammenhang mit Begleiterkrankung
3 : Zusammenhang mit Begleitmedikation
4 : Laborfehler
5 : Sonstige Ursache

Abb. 25. Laborvariablen. Die Graphik zeigt, wie der Prüfarzt beim Eintrag abnormer Laborwerte zu einer Stellungnahme zur klinischen Relevanz der Abweichungen und deren möglichen Ursachen aufgefordert wird.

In vielen pharmazeutischen Unternehmen gibt es inzwischen Safety-Datenbanken, deren Anforderungen die im CRF zu dokumentierenden Variablen hinsichtlich der unerwünschten Ereignisse spezifizieren. Eine saubere und exakte Dokumentation der UEs ist nicht nur für interne Zwecke der forschenden Unternehmen notwendig, sondern auch im Hinblick auf Anfragen von Gesundheitsbehörden. Um eine lückenlose Dokumentation unerwünschter Ereignisse zu gewährleisten, muß der Prüfarzt bei jedem Untersuchungstermin nach dem Auftreten unerwünschter Ereignisse befragt werden.

Falls die Frage nach unerwünschten Ereignissen mit „ja" beantwortet wird, sollte ein Verweis auf ein separates UE-Blatt erfolgen, auf dem das UE dann detailliert, z.B. wie folgt, beschrieben wird: Art des unerwünschten Ereignisses (Klartextangabe), Zeitpunkt des Auftretens (evtl. Uhrzeit), Dauer des unerwünschten Ereignisses (bzw. Datum von/bis, evtl. Uhrzeit des Abklingens), Intensität des UE, Maßnahmen, Folgen des UE, Kausalzusammenhang mit der Prüfmedikation, Ausgang. Darüber hinaus sollte der CRF Hinweise enthalten, wie ein „serious" (schwerwiegendes) unerwünschtes Ereignis definiert ist (z.B. Krankenhauseinweisung, Überdosierung) und was der Prüfarzt im Falle des Auftretens von serious UEs zu tun hat (z.B. Absetzen des Präparats, Information des Herstellers innerhalb von 24 h etc.).

Beendigung der Prüfung

Bei der Beendigung der Prüfung ist vom Prüfarzt zu dokumentieren, ob die Studie prüfplangerecht beendet wurde, bzw. ob und warum es zu einem vorzeitigem Studienabbruch kam. Häufig verwendete Alternativen bei der Begründung des Abbruchs sind: „Mangelnde Wirksamkeit", „Auftreten unerwünschter Ereignisse", „Abbruch durch den Patienten", „Mangelnde Compliance", „Tod des Patienten (unbedingt Datum, Ursache, Kausalzusammenhang mit Prüfmedikation erfragen)", „sonstiges" (Raum für Klartextangaben vorsehen)".

Raum für Kommentare

Man sollte im CRF Raum für spontane Kommentare des Prüfarztes lassen, weil Ereignisse eintreten können, die mit der gestützten Abfrage im CRF nicht erfaßt werden.

Name und Adresse des Prüfarztes

Es ist notwendig, Name und Adresse des prüfenden Arztes im Dokumentationsbogen zu erfassen (um z.B. Rückfragen beim Data-Cleaning durchführen zu können).

Unterschriften des Prüfarztes

Die Unterschrift des Prüfarztes muß auf jeden Fall bei der Einholung der Patienteneinwilligung und bei der Abschlußbeurteilung geleistet werden. Wird der CRF sukzessive nach Visits übergeben, sollte eine Unterschrift nach jedem Untersuchungszeitpunkt geleistet werden.

Hinweise zum Verfahren bei Korrekturen

Es kommt immer wieder vor, daß bereits eingetragene Daten im CRF korrigiert werden müssen. Für diesen Fall sollte im CRF spezifiziert werden, wie solche Korrekturen vorgenommen werden: Durchstreichen der falschen Eintragung, aber so, daß die alte Eintragung leserlich bleibt, Eintragen der richtigen Eintragung (neben, über, unter der alten Eintragung), Abzeichnung der neuen Eintragung mit Datum und Unterschrift.

Formale Gestaltung

Standardisierte Elemente

Es gibt CRF-Teile, die man unabhängig von der Prüfmedikation oder der Fragestellung der Studie immer wieder verwenden kann. Die Vorteile der Verwendung solcher standardisierter Elemente liegen auf der Hand:
Zeit- und Kostenersparnis bei der Konzeption/Realisierung der CRFs, Daten und Untersuchungsergebnisse verschiedener Studien sind leichter miteinander zu vergleichen, das Poolen von Daten aus verschiedenen Studien ist möglich (Metaanalyse). Standardisierte Elemente können z.B. sein demographische Daten, verordnungsrelevante Diagnose, prognostische Faktoren, Begleittherapien, Begleiterkrankungen, unerwünschte Ereignisse, aber auch Wirksamkeitsvariablen oder Safety-Laborparameter. Standardisierte Elemente, die sich möglicherweise auf jeder CRF-Seite finden können, sind z.B. eine (unternehmensspezifische) Kopfleiste auf jeder CRF-Seite (z.B. mit Prüfungsnummer, Titel der Prüfung, Zentrumsnummer, Patientennummer, Patienteninitialen).

Auswertungsgerechte Darstellung

Offene Fragen vs. Multiple-choice-Technik

Wann immer man die Wahl zwischen offenen Fragen und Multiple-choice-Technik hat, sollte man sich darüber im klaren sein, daß beide Erhebungsarten zu unterschiedlichen Ergebnissen führen können. Beide Vorgehensweisen haben Vor- und Nachteile.

Offene Fragen: Klartextangaben haben zwar das Potential zu einem höheren Informationsgehalt, bei Klartextaussagen ist die statistische Auswertung der Antworten jedoch immer aufwendig, erfordert in der Regel mehr Know-how und ist möglicherweise unbefriedigend, weil die Antworten auf verschiedenen Abstraktionsebenen gegeben werden (Beispiele für Klartextangaben als verordnungsrelevante Diagnosen bei der Prüfung eines Antidepressivums: „larvierte Depression", „Angst", „Klimakterium"). Spätestens bei der statistischen Auswertung von Klartextaussagen stellt sich die Frage nach einem geeigneten Kategoriensystem.

Multiple-choice-Technik: Bei Vorgabe der Antwortmöglichkeiten stellt man sicher, daß der Prüfarzt auf der für die Fragestellung angemessenen Abstraktionsebene antwortet. Falls Subgruppenanalysen geplant sind, kann man darüber hinaus mit der Multiple-choice-Technik erreichen, daß eine Stellungsnahme des Prüfarztes (z.B. „liegt vor/liegt nicht vor") zu allen für die Subgruppenbildung relevanten Variablen erfolgt. Ein weiterer Vorteil von Multiple-choice-Antworten liegt in der einfachen Auswertbarkeit.

Multiple-choice-Technik und offene Fragen müssen sich nicht notwendigerweise ausschließen, sondern können sinnvoll kombiniert werden. So stellt z.B. die Abfrage von Begleiterkrankungen per Multiple-choice-Technik sicher, daß eine Subgruppenanalyse in Abhängigkeit von den wichtigsten Begleiterkrankungen durchgeführt werden kann, die zusätzliche Möglichkeit zur Klartextangabe gibt dem Prüfarzt Gelegenheit, weitere Begleiterkrankungen zu dokumentieren. Die Kombination von Multiple-choice-Technik und offenen Fragen bietet sich auch immer dann an, wenn man nach Wahl einer speziellen Multiple-choice-Alternative weitere Einzelheiten erfahren möchte (z.B. bei der Beurteilung des bakteriologischen Ergebnisses als „nicht beurteilbar" als Multiplechoice, danach die offene Frage „warum?").

Negative Befunde von nicht erhobenen Befunden unterscheiden

Um bei Abschnitten wie Vortherapie, Begleitmedikation, Begleiterkrankungen, wichtige prognostische Faktoren etc. sicherzustellen, daß keine Eintragung auch wirklich „negativer Befund" bedeutet, empfiehlt es sich, vor dem Abfragen der Befunde jeweils eine gestützte Frage nach dem Vorhandensein von Befunden (z.B. „Begleittherapie ja/nein") voranzustellen.

Veränderungsmessung vs. Statuserfassung

Der Untersucher möchte erfahren, ob sich durch die Gabe der Prüfmedikation etwas verbessert, verschlechtert, erhöht oder erniedrigt hat. Was liegt also näher, als direkt nach der Veränderung zu fragen (z.B. in einem Patiententagebuch bei der Prüfung eines Antihistaminikums „Hat sich der nächtliche Juckreiz gebessert")? Bei der statistischen Auswertung solcher Veränderungsmessungen ist jedoch die Interpretation von z.B. „deutliche Besserung" bei der 3. Visite nach Therapiebeginn schwierig. Bezieht sich die Besserung auf den Zustand vor Therapie oder auf den Zustand bei der vorangegangenen Visite? Selbst wenn klar wäre, daß sich die Aussage auf die vorangehende Visite bezieht, wäre nur schwer zu erklären, welche Bedeutung dieser Veränderung in Hinsicht auf den Ausgangszustand vor Verabreichung der Prüfmedikation zukommt. Deshalb ist die Statuserfassung (z.B. „Wie stark war der Juckreiz in der letzten Nacht?") mit anschließendem rechnerischem Vergleich zwischen den Untersuchungsterminen einer direkten Veränderungsmessung vorzuziehen (Abb. 26).

Hinweise zur optimierten Gestaltung

Die primären Überlegungen bei der formalen Gestaltung sollten auf die einfache Handhabbarkeit durch den Prüfarzt zielen. Darüber hinaus sollte man auch an eine ökonomische Dateneingabe und Auswertung denken.

Zusammenstellung der CRFs

Selbstdurchschreibendes Papier vs. Normalpapier
Spätestens vor der Vervielfältigung der CRFs für die klinische Prüfung sollte klar sein, ob man die CRFs auf selbstdurchschreibendem Papier oder Normalpapier druckt. Ein Vorteil von selbstdurchschreibendem Papier liegt darin, daß Rückfragen beim Prüfarzt einfacher sind, weil er eine komplette Kopie des Bogens vorliegen hat. Hinzu kommt der Sicherheitsaspekt, daß die Daten an mehreren Orten verfügbar sind. Andererseits gibt es gelegentlich Probleme beim Durchschreiben (Durchschreiben

5. Tag

Nicht vergessen: Jeden Morgen 1 Kapsel und
1 Tablette einnehmen !

Datum

Tag   Monat   Jahr

Hatten Sie heute morgen vor
der Einnahme der Medika-
mente Beschwerden ?
☐ nein
☐ ja

Minuten Stunden

Wenn ja, nach welcher Zeit
haben Sie eine Besserung
bemerkt ?

Wie stark war der Juckreiz in
der letzten Nacht ?
☐ nicht vorhanden
☐ leicht
☐ mittelschwer
☐ schwer

6. Tag

Nicht vergessen: Jeden Morgen 1 Kapsel und
1 Tablette einnehmen !

Datum

Tag   Monat   Jahr

Hatten Sie heute morgen vor
der Einnahme der Medika-
mente Beschwerden ?
☐ nein
☐ ja

Minuten Stunden

Wenn ja, nach welcher Zeit
haben Sie eine Besserung
bemerkt ?

Wie stark war der Juckreiz in
der letzten Nacht ?
☐ nicht vorhanden
☐ leicht
☐ mittelschwer
☐ schwer

Abb. 26. Einsatz von Ratingskalen in einem Patiententagebuch. Der Patient beurteilt den Status der Symptomatik am jeweiligen Studientag (Statusmessung). Eine direkte Angabe der Veränderung (Veränderungsmessung) wird nicht vorgenommen. Die Veränderung wird vielmehr aus den Statuserhebungen erschlossen.

funktioniert bei mehr als 2 Durchschlägen oft nicht, oder es wird auf Seiten durchgeschrieben, die eigentlich erst später ausgefüllt werden sollen, weil der Prüfarzt vergesssen hat, ein Trennblatt dazwischenzulegen). Ein weiterer Nachteil kann darin liegen, daß Korrekturen auf mehr als einem „Original" durchgeführt werden. Letztlich muß die Entscheidung aufgrund der bisherigen Erfahrung, des zur Verfügung stehenden Budgets und/oder der unternehmenspezifischen Standard Operating Procedures getroffen werden.

Aufnahmemöglichkeit für Fremddaten
Falls Daten mit Hilfe anderer Medien erhoben werden (z.B. Selbstbeurteilungsskalen, EKG-Ausdrucke) sollten im Dokumen-

tationsbogen Stellen vorgesehen werden, die zur Aufnahme dieser Daten dienen (z.B. Einschublaschen, freier Raum zum Aufkleben von Skalenblättern etc.)

Deckblattgestaltung
Um CRFs leicht zu identifizieren, bietet es sich an, auf dem Deckblatt folgende Informationen zu erfassen: Prüfungsnummer, Titel der Prüfung, Adresse und Telefon des Forschungsunternehmens, Zentrumsnummer, Stempel des Zentrums, Initialen und laufende Nummer des Patienten.

Ablaufdiagramm

In der Praxis stellt der CRF für den Prüfarzt oft die wichtigste Arbeitsunterlage dar. Es ist deshalb sinnvoll, am Anfang des CRF ein Ablaufdiagramm aufzunehmen, aus dem ersichtlich wird, wann welche Untersuchungen notwendig sind (Abb. 27).

Chronologischer Aufbau

Wenn möglich, sollte der CRF chronologisch aufgebaut sein. Bei jedem Visit sollte nach dem Auftreten von unerwünschten Ereignissen, neuen interkurrenten Erkrankungen und Änderungen der Begleittherapie gefragt werden, die dann an zentraler Stelle im CRF dokumentiert werden sollen.

Einheitliches Layout

Nicht nur aus optischen Gründen sollte im CRF ein einheitliches Layout gewählt werden. Insbesondere für gleiche Untersuchungen zu verschiedenen Zeitpunkten sollten aus praktischen Erwägungen heraus die gleichen CRF-Elemente gewählt werden.

Gliederungshilfen

Untersuchungstermine sollten klar voneinander getrennt werden (z.B. durch Register, beschriftete Zwischenblätter etc.). Innerhalb einer CRF-Seite hilft die Verwendung von Rastern und/oder

Übersicht der Erhebungen

Behandlungsverlauf	Anam- nese	nach 1 Woche	nach 2 Wochen	nach 3 Wochen
Aufklärung / Einwilligung	✓	☐	☐	☐
Ein- / Ausschlußkriterien	✓	☐	☐	☐
Diagnose / Amnese	✓	☐	☐	☐
Labor	✓	☐	☐	✓
Prüfmedikation	☐	✓	✓	✓
Begleiterkrankung, -therapie	✓	✓	✓	✓
Vitalparameter	✓	✓	✓	✓
Infektionssymptome	✓	✓	✓	✓
Globalbeurteilung Arzt	☐	✓	✓	✓
Globalbeurteilung Patient	☐	✓	✓	✓
Erfassung unerwünschter Ereignisse	☐	✓	✓	✓
Abschlußbogen	bei Abbruch der Studie bzw.:			✓

✓ wird erhoben
☐ wird nicht erhoben

Abb. 27. Zeitplan. Um die ordnungsgemäße Durchführung der Studie zu unterstützen und das Ausfüllen des Dokumentationsbogens zu erleichtern, ist es hilfreich, am Anfang des CRFs ein Ablaufdiagramm aufzunehmen, aus dem ersichtlich wird, wann welche Untersuchungen durchgeführt werden müssen.

zusätzlichen Farben dabei, den Bogen zu strukturieren und die Orientierung zu erleichtern.

Eindeutige Kennzeichnung der einzelnen CRF-Seiten

Jede CRF-Seite sollte mit der Prüfungsnummer (evtl. Kurztitel), der Zentrumsnummer, der Patientennummer (evtl. Initialen), Art und Zeitpunkt der Erhebung (z.B. „Labor nach 6 Wochen Behandlung") sowie einer Seitenzahl versehen werden.

Großzügige Raumaufteilung

Um möglichst viel Information auf möglichst wenig Raum zu erhaltenen, werden CRF-Seiten gelegentlich so überladen, daß man leicht die Übersicht verliert und/oder kaum Platz zum Eintragen der Daten findet. Solche Seiten führen zur „mangelnden Compliance" des Prüfarztes beim Ausfüllen eines CRF. Ein anderer Aspekt betrifft den Aufforderungscharakter einer großzügigen Raumaufteilung. Gibt man dem Prüfarzt bei offenen Fragen (z.B. nach Begleiterkrankungen) genügend Raum für Eintragungen, wird er in der Regel mehr Informationen weitergeben, als wenn er sich auf sehr engem Raum äußern muß.

Keine Erfassung abgeleiteter Indizes

Um Umrechnungsfehler zu vermeiden, sollte man besser direkt meß- bzw. ablesbare Parameter eintragen lassen.

Zahlenformate und Maßeinheiten vorgeben

Bei numerischen Daten (z.B. Laborwerten) sollte man das Zahlenformat und die zu verwendenden Einheiten durch Vorgaben im CRF spezifizieren (Vor- und Nachkommastellen). Damit schränkt man unplausible Daten erheblich ein. Wenn die Vorgabe von Zahlenformaten und Einheiten nicht sinnvoll ist (z.B. bei multizentrischen Studien, in denen schon anfangs feststeht, daß unterschiedliche Laborstandards verwendet werden), muß man durch andere geeignete Maßnahmen sicherstellen, daß die verwendeten Maßeinheiten spezifiziert werden (z.B. Labortabellen der Prüfzentren anfordern, verwendete Einheiten in den CRF eintragen etc.).

Querverweise

Um tatsächlich alle gewünschten Informationen zu erhalten, sollte man bei Bedarf auf andere relevante CRF-Seiten verweisen. Falls z.B. durch Eintragungen im CRF dokumentiert wird, daß offensichtlich ein UE aufgetreten ist (z.B. wenn als Abbruchgrund „Auftreten unerwünschter Ereignisse" angekreuzt ist), sollte auf die separate UE-Seite verwiesen werden mit der Bitte, die dort erfragten Informationen detailliert zu dokumentieren. Sonst riskiert man einen deutlich erhöhten Follow-up-Aufwand, weil alle Informationen, die zur vollständigen Dokumentation des UE notwendig sind (z.B. Zusammenhang mit der Prüfmedikation, Ausgang des unerwünschten Ereignisses etc.) nachträglich erfragt werden müssen.

Eine Orientierung an den gültigen Standards zur inhaltlichen und formalen Gestaltung von CRFs unterstützt bei der ordnungsgemäßen Durchführung der klinischen Studie, erleichtert die Dokumentation der Befunde im CRF, ermöglicht so die geplanten statistischen Analysen und stellt letzlich sicher, daß man auf die Fragen, die im Prüfplan gestellt werden, valide Antworten erhält.

Anhang 1: EG-GCP-Note for Guidance (Auszug)

7. Prüfbogen

Um die Erkenntnisse einer klinischen Studie angemessen darstellen zu können, ist es wichtig, daß eine vollständige Zusammenfassung der Information über die an der Studie teilnehmende Person, die Gabe/Einnahme des Prüfpräparates und die Befunde der im Prüfplan festgelegten Untersuchungen verfügbar ist. Dies wird erreicht durch die Verwendung eines Prüfbogens (engl. Case Report Form CRF), der erstellt werden muß, um die Beobachtung der an der Studie teilnehmenden Person zu erleichtern und der den Prüfplan berücksichtigt. Wenn ein Prüfbogen erstellt wird, sollen die folgenden Punkte berücksichtigt werden. Die Auflistung ist nicht vollständig, und der Prüfbogen muß unter Berücksichtigung der Eigenschaften des jeweiligen Prüfpräparates erstellt werden. Wenn einer oder mehrere der Punkte nicht berücksichtigt wurden, ist dies zu erklären.

a) Datum, Ort und Identifikation der Studie

b) Identifikation der in die Studie einbezogenen Person

c) Alter, Geschlecht, Körpergröße und -gewicht, sowie ethnische Zugehörigkeit

d) Besonderheiten der Person (z.B. Raucher, spezielle Diäten, Schwangerschaft, frühere Behandlungen)

e) Diagnose; Indikation für die Gabe/Einnahme des Prüfpräparats in Übereinstimmung mit dem Prüfplan

f) Übereinstimmung mit den Einschluß-/Ausschlußkriterien

g) Dauer der Krankheit; Zeitpunkt des letzten Krankheitsausbruchs (wenn zutreffend)

h) Einzeldosis, Tagesdosierung und tatsächliche Gabe/Einnahme des Prüfpräparats; Angaben zur Compliance

i) Dauer der Behandlung

j) Dauer der Beobachtungsperiode

k) Begleittherapie(n) sowohl medikamentös wie nichtmedikamentös

l) Ernährung

m) Registrierung der Effektgrößen (einschließlich Datum, Tageszeit, Unterschrift des Untersuchers)

n) Registrierung von unerwünschten Ereignissen. Art, Dauer, Intensität etc. Konsequenzen und Maßnahmen
o) Gründe für einen Abbruch (wenn zutreffend).

Anhang 2: BAnz Nr. 243 vom 30. 12. 1987 (Auszug)

2.6   Zur Erfassung und Dokumentation der Befunde bei den einzelnen Personen ist ein Prüfbogen zu verwenden, der alle Angaben enthalten muß, die zur fundierten Beantwortung der im Prüfplan formulierten Fragestellungen notwendig sind. Hierzu gehören mindestens Angaben

2.6.1   zur Identifizierung unter Berücksichtigung des Datenschutzrechts,

2.6.2   Alter, Größe und Gewicht, Geschlecht, wichtige prognostische Faktoren (z. B. Raucher, Diät, bisherige Krankheitsdauer),

2.6.3   eine etwaige Schwangerschaft bei Frauen im gebärfähigen Alter,

2.6.4   Erfüllung der Einschlußkriterien und Nichtvorliegen von Ausschlußkriterien,

2.6.5   Diagnose und Begründung für die Anwendung des Arzneimittels, Zeitpunkt der Diagnosestellung, Kriterien für die Diagnosestellung, Begleitdiagnosen sowie Zeitpunkt der Stellung der Begleitdiagnosen,

2.6.6   Einzeldosis, Tagesdosis, Dosierungsschema und Art der Anwendung des Arzneimittels,

2.6.7   Beginn und Ende (Datumsangaben) der Behandlung und des Beobachtungszeitraums,

2.6.8   alle Begleittherapien und relevante Vortherapien,

2.6.9   Ergebnisse der Messung der Ziel- und Begleitvariablen mit Angabe der Meßzeitpunkte,

2.6.10 unerwünschte Begleiterscheinungen (Art, Zeitpunkt des Auftretens, Dauer, Intensität, Maßnahmen/Folgen, Zusammenhang),

2.6.11 zur Compliance,

2.6.12 Gründe für einen Therapieabbruch,

2.6.13 Gesamtbeurteilung (Wirksamkeit und Verträglichkeit),

2.6.14 Name und Adresse des prüfenden Arztes. Ein Muster des Prüfbogens ist Bestandteil des Prüfplans.

10 Medizinische Studien im Licht der Paragraphen

C. Kluss und A. J. W. Goldschmidt

Nachdem in diesem Buch bisher v.a. die vielfältigen biometrischen Aspekte der medizinischen Forschung beleuchtet wurden, sollen nun einige wesentliche ethische und juristische Hintergrundinformationen folgen. Jeder, der sich an medizinischen Studien beteiligt, muß die damit verbundenen rechtlichen Grundlagen und Konsequenzen vollständig in Betracht ziehen und berücksichtigen. Eine Studie muß wissenschaftlich korrekt, ethisch gerechtfertigt und juristisch vertretbar sein.
Weiterführende Stichworte dieses Kapitels sind: Aufklärung und Einwilligung, Dokumentationspflicht, Duldung des Patienten, persönliche Verantwortung und Entscheidung, Behandlungsfehler, Patientenrecht, Beweislast, Ethikkommission, Deklaration von Helsinki, Arzneimittelgesetz, Patienten-/Probandenversicherung, Anforderungen an den Arzt und Haftung (einschließlich der für die Mitarbeiter), Datenverarbeitung und Datenschutz, Schweigepflicht, Einwilligung des Patienten.

Die rechtlichen Grundlage der medizinischen Forschung

Medizinische Studien führen Mediziner und Juristen immer noch auf vielerlei Neuland. Unzweifelhaft erfüllt die medizinische Forschung ihre Notwendigkeit, jedoch ist Besinnung auf ihre ehtischen und rechtlichen Grenzen notwendig. Auch im Hinblick auf vergangene Greueltaten, die unter dem Deckmantel medizinischer Forschung zum angeblichen Wohle der Menschheit begangen wurden, steht heute die Rechtssicherheit betroffener Patienten im Vordergrund.

Das Arzneimittelgesetz läßt grundsätzlich die klinische Prüfung eines Medikaments nur dann zu, wenn „die Risiken, die mit ihr für die Personen verbunden sind, bei der sie durchgeführt werden soll, gemessen an der voraussichtlichen Bedeutung des Arzneimittels für die Heilkunde, ärztlich vertretbar sind", § 40 Absatz 1 Ziff. 1 AMG (AMG = Arzneitmittelgesetz). Daraus folgt, daß ein Arzt diese Studien stets an ethischen Maßstäben auf die Vereinbarkeit mit den Rücksichten der Humanität zu überprüfen hat, wobei er die „Deklaration von Helsinki" mit ihren Empfehlungen und Richtlinien zu Rate ziehen sollte. Nach den dortigen Richtlinien müssen Studien „den allgemein anerkannten wissenschaftlichen Grundsätzen entsprechen"und „sollten auf ausreichenden Laboratoriums- und Tierversuchen sowie einer umfassenden Kenntnis der Literatur aufbauen". Hierbei hat der Arzt die Risiken grundsätzlich gegen den Nutzen abzuwägen. Demnach ist ein Versuch abzubrechen, sobald erkennbar das Wagnis zu Lasten der Probanden den möglichen Nutzen übersteigt. Deshalb sollte das Versuchsprotokoll in allen Fällen „die ethischen Überlegungen im Zusammenhang mit der Durchführung des Versuchs darlegen und aufzeigen, daß die Grundsätze dieser Deklaration eingehalten wurden".

Trotzdem steht der Arzt oder das Krankenhaus zumeist dem Haftungsrisiko allein gegenüber, was die Frage nach der Risiko-Nutzen-Relation im Hinblick auf § 40 AMG aufwirft. Außerdem wirkt Unsicherheit in Rechtsfragen hemmend auf die Forschung. Was medizinisch geboten und rechtlich zu fordern ist, kann daher häufig nicht kongruent sein. Was ist demnach zu beachten?

Haftungsrechtliche Aspekte

Gemäß obigen Ausführungen befinden sich die genannten Studien also zunächst im Einklang mit dem Recht, wenn sie aufgrund einer medizinischen Notwendigkeit erfolgen. Die Ärztekammern haben hierbei die Aufsicht über jene Ärzte und deren Berufspflichten, die bei klinischen Prüfungen tätig sind. Ihre formale Fachaufsicht besteht darin, daß sie die Versuchsprotokolle rechtlich und ethisch überpüfen können. Ebenso erfüllen die Ethikkommissionen (z.B. der jeweiligen Landesärztekammern oder der Universitätskliniken) ihre Pflicht, indem sie die Versuchsprotokolle würdigen und die Studien überwachen. Trotz kontinuierlicher Mitwirkung einer Ethikkommission sind gesundheitliche Schäden von Probanden oder Patienten natürlich nicht auszuschließen, da medizinische Studien immer mit Risiken verbunden sind. Berechtigte Ansprüche von Probanden oder Patienten gegenüber Ärzten, Studienleitern, sowie Prüfarzten und Krankenhäusern (Arzthaftung), sind hierbei über die „Haftung aus Vertrag" hinaus im wesentlichen dem Deliktsrecht des Bürgerlichen Gesetzbuches zu entnehmen:

§ 823 Absatz 1 Bürgerliches Gesetzbuch:
Wer vorsätzlich oder fahrlässig das Leben, den Körper, die Gesundheit, ... eines anderen widerrechtlich verletzt, ist dem anderen zum Ersatze des daraus entstehenden Schadens verpflichtet.

Körper- bzw. Gesundheitsverletzung

Der Tatbestand einer Körper- bzw. Gesundheitsverletzung ist aus juristischer Sicht grundsätzlich bei jedem Eingriff in die körperliche Unversehrtheit bzw. einer Störung der inneren Lebensvorgänge gegeben. Für den Mediziner zumeist unverständlich zählt dazu auch jeder medizinische Eingriff, wenn dadurch die körperliche Unversehrtheit verletzt wird (z.B. schon bei einer Injektion durch den Einstich), wobei auch zugleich eine Störung der inneren Lebensvorgänge stattfinden kann (z.B. durch die Wechselwirkung mit einem injizierten Mittel). Einerseits wird von Juristen die Auffassung vertreten, daß der ärztliche Heileingriff nicht per se den Tatbestand einer „Verletzung des Körpers" erfüllt, da ein therapeutisches Verhalten keine „Verletzung", sondern die Heilung des Patienten bezweckt. Andererseits bleibt die Rechtsprechung jedoch begründet auf dem Standpunkt, daß die Unterscheidung der ärztlichen Eingriffe zu Heilzwecken oder zu kosmetischen Zwecken unerheblich sei, da beide Handlungen zu einer Verletzung der obigen Rechtsgüter führen und nur durch unten dargestellte Einwilligung ihre Rechtmäßigkeit erhalten. Deshalb führt die im juristischen Sinne zu verstehende Körperverletzung nur dann zu einem Schadensersatzanspruch von Probanden oder Patienten, wenn sie rechtswidrig ist.

Rechtswidrigkeit

Gemäß § 823 Absatz 1 BGB muß eine Verletzung rechtswidrig erfolgt sein. Die Rechtswidrigkeit ist hiernach ausgeschlossen, wenn ein Proband seine Einwilligung zum medizinischen Eingriff gegeben hat. Bei medizinischen Studien benötigt der Arzt für seine Tätigkeit die Einwilligung der Patienten. Diese Einwilligung kann ein Patient aber nur dann wirksam erteilen, wenn er weiß, in was er einwilligt. Deshalb geht es im Arzthaftungsprozeß bei Ansprüchen aus Behandlungs- oder Experimentschäden häufig um die Frage der ärztlichen Aufklärungspflicht, weil die Haftung eines Arztes aufgrund der Beweisschwierigkeiten forensisch zunehmend weniger unter dem Gesichtspunkt des Behandlungsfehlers erfolgt. Der Vorwurf unzulänglicher Aufklärung führt eher zu einer erfolgreichen Schadensersatzklage.
Jeder Proband oder Prüfling hat daher vor Beginn einer Studie seine Einwilligung für eine Teilnahme daran zu geben. Diese Einwilligung muß jedoch auch zurechenbar erfolgt sein, d.h. die Einwilligung eines Minderjährigen ist nur dann wirksam, wenn er reif genug ist, die Bedeutung und Tragweite des Experiments und die seiner Einwilligung für seine Teilnahme daran zu erkennen. Andernfalls ist die Einwilligung des oder derjenigen erforderlich, die für den Minderjährigen das Sorgerecht haben, in der Regel die Eltern. Sicherheitshalber ist daher grundsätzlich nach der Einwilligung des Minderjährigen und seiner Eltern zu fragen.

Merke! Es gilt also zunächst:
Die Einwilligung eines Probanden oder Patienten ist juristische Voraussetzung für seine Teilnahme an einer medizinischen Studie.

Allerdings kann der Arzt nicht über alle Risiken aufklären, da die Feststellung von Risiken häufig eine der wesentlichsten Fragestellungen einer medizinischen Studie ist. Wie umfangreich muß daher die Aufklärung erfolgen?

Grundsätzlich ist davon abzuraten, eine Aufklärung ausschließlich mittels einfacher Standardformulare durchzuführen, obwohl sich diese im medizinischen Bereich ausbreiten. Doch beim Prüfling können sie Mißtrauen erwecken, da er pauschal alle Risiken auf sich alleine nehmen soll [35]. Auch die in Formularen meist vorgesehene Möglichkeit eines zusätzlich handschriftlichen Eintrags ändert kaum etwas an der Tatsache, daß Formulare in der Regel Ungleiches gleich behandeln. Da aber nach der Rechtsprechung ein Arzt verpflichtet ist, auch äußerst seltene Risiken bei medizinischen Studien zu offenbaren, liegt der Fehler des Formulars häufig darin, daß der Arzt diejenige Aufklärung nicht gab, auf die es im Haftpflichtprozeß später ankommt. Es muß auch bedacht werden, daß jede medizinische Studie auch Risiken in sich birgt, die ein Standardformular nicht alle beinhalten kann. Um unzutreffende Behauptungen der Prüflinge, eine Aufklärung sei nicht oder nicht ausreichend erfolgt, abwehren zu können, bedarf es zu Beweiszwecken der Schriftform (mit Durchschrift für den Patienten).

Bedenken bestehen auch hinsichtlich der Anwendung von Merkblättern und Dokumentationsbögen. Sie sind geeignet, den Arzt auf den notwendigen Umfang seiner Aufklärung hinzuweisen, können jedoch nicht als „Beweis" dafür gelten, daß der Arzt einen Prüfling auch tatsächlich aufgeklärt hat. Allerdings wurden kaum gerichtliche oder außergerichtliche Schadensersatzansprüche nach dem Gebrauch solcher Informationsblätter bekannt (Laufs 1984).

Da somit Bedenken bei einer ausschließlich mündlichen Aufklärung (Beweisbarkeit) und auch einer rein schriftlichen Formularaufklärung (Pauschalierung, Belastung des Probanden) bestehen, kann die optimale Aufklärung vor medizinischen Studien nur in einer Kombination beider Methoden liegen. Der Prüfling kann zunächst auf dem Wege der Schriftform über die allgemein üblichen Risiken des Eingriffs aufgeklärt (z.B. typische allergische Reaktionen auf bestimmte Stoffe) und dann mündlich auf die besonderen Risiken des Eingriffs hingewiesen werden. Wichtig ist jedoch, daß im Anschluß daran der Inhalt der mündlichen Aufklärung zusätzlich schriftlich fixiert wird. Damit wird dem Beweisrisiko Rechnung getragen. Die schriftliche Aufklärung kann hierbei auch in Teilabschnitten erfolgen, um dem Proband behutsam die Risiken zu erläutern. Es ist daher an folgendem Grundsatz festzuhalten:

Schriftliche Aufklärung über gesicherte Risiken sowie mündliche Aufklärung über besondere Risiken der Versuchsreihe mit anschließendem schriftlichem Protokoll.

Fraglich ist jedoch, wie umfangreich die besondere mündliche Aufklärung sein soll. Der Bundesgerichtshof hat wiederholt betont, daß der Patient oder Proband u.U. auch über extrem seltene Risiken eines Eingriffs (einer Studie) ins Bild zu setzen sei. Hierbei wurde klargestellt, daß der Arzt bei einem dem Patienten dem Wesen nach bekannten Eingriff nicht alle Gefahren aufzuzählen brauche. Vielmehr seien Einzelhinweise gegenüber dem Kranken oder Probanden, der das allgemeine Risiko sieht, „nur erforderlich, soweit sich Komplikationen in eine Richtung entwickeln können, die für ihn als Laien überraschend sein muß, und auch da, wo sie zu Ausfällen führen können, die in dessen besonderen Lebensverhältnissen erkennbar besonders schwerwiegend wären. Daneben steht es dem Patienten frei, spezielle Fragen zu stellen, die der Arzt jedoch nie unrichtig oder irreführend beantworten darf"(BGH 1980). Die Aufklärung habe weiterhin „auch den Hinweis auf mit dem Eingriff nicht beabsichtigte, aber durch ärztliche Kunst nicht sicher vermeidbare Folgeschäden zu beinhalten, für welche eine mehr oder weniger große, dem medizinischen Laien aber aus der Art des Eingriffs nicht schon ohne weiteres ersichtliche Möglichkeit besteht" (OLG Frankfurt 1979). Hierbei soll die Aufklärung zu einem Zeitpunkt erfolgen, zu dem der Patient sich noch im vollen Besitz seiner Erkenntnis- und Entscheidungsfähigkeit befindet; auch soll ihm bis zum Eingriff eine angemessene Überlegungsfrist bleiben (OLG Stuttgart 1979).

Haftung für Verrichtungsgehilfen

Zu den Pflichten eines Arztes bei medizinischen Studien gehört nicht nur die persönliche Aufklärung der Patienten oder Probanden. Gelegentlich kommt der aufsichtsführende Arzt (in der Regel der Studienleiter oder ein Prüfarzt) gar nicht mit den Probanden in Berührung und weist daher lediglich seine Mitarbeiter (Prüfärzte und/oder medizinisches Hilfspersonal soweit zulässig) zur Einhaltung aller notwendigen Schritte ein. Ein Anstaltsträger hat die Pflicht, die Ärzte seines Krankenhauses vollständig und umfassend über den Inhalt der ihnen obliegenden Aufklärungspflicht zu unterrichten. Das bedeutet, daß das Krankenhaus zumindest mithaftet, wenn ein Prüfling nicht ordnungsgemäß aufgeklärt wurde.

> Der aufsichtsführende Arzt haftet auch für Fehler in der Aufklärung durch seine Mitarbeiter.

Aufklärung über Behandlungsfehler

Neben dem oben erläuterten Ausmaß der Aufklärung ist es darüber hinaus fraglich, ob ein Arzt den Prüfling über eventuelle eigene oder fremde Behandlungsfehler aufklären soll, die während der Studie gemacht wurden. Ohne auf die umfangreiche Rechtsprechung hier eingehen zu müssen, kann festgestellt werden:
Die Diagnose und Selbstbestimmungsaufklärung umfaßt auch Informationen über objektive Befunde, die auf einem eigenen oder fremden Behandlungsfehler beruhen, wenn diese zur Diagnose gehören oder für die weitere Studie von Bedeutung sind, und der Patient seine Behandlungseinwilligung ohne die Kenntnis hiervon nicht sachgerecht zu treffen vermag. Hierbei ist auch über die Vermeidbarkeit eigener Fehler zu unterrichten, denn jeder Patient oder Proband wird bei seiner Entscheidung über eine Weiterbehandlung durch einen Arzt, welcher fahrlässig falsch diagnostiziert oder behandelt hat, dieser Frage eine wesentliche Bedeutung beimessen. Diesbezüglich mangelnde

Aufklärung führt daher zur Unwirksamkeit der erteilten Behandlungseinwilligung des Patienten oder Probanden.

Ansonsten besteht kein Anlaß dazu, dem Patienten oder Probanden Hinweise auf etwaige fahrlässige Handlungsweisen der vorbehandelnden Ärzte zu geben; vielmehr kann davon nur abgeraten werden. Denn „Aufklärung" über etwaige „Kunstfehler" kann überhaupt nicht ohne Kenntnis der Krankengeschichte, der konkreten Umstände eventueller früherer Studien oder Behandlungen und/oder der Anhörung des vorbehandelnden Arztes erfolgen. Eine große Zahl von – erfolglos verlaufenden – strafrechtlichen Ermittlungsverfahren haben nämlich ihre Ursache in unbedachten „Äußerungen" von nachbehandelnden Ärzten (BGH 1982). Letztere reichen von der mit hochgezogenen Augenbrauen gestellten Frage „Wer hat denn das gemacht", bis hin zu der Feststellung „Da ist aber manches nicht beachtet worden". Dem Patienten soll es daher selbst überlassen bleiben, sich anderen – arztrechtlichen – Rat zu holen, falls ihn ein vom nachbehandelnden Arzt mitgeteilter Befund dazu veranlassen sollte.

> Es besteht keine Pflicht zur Aufklärung über Behandlungsfehler vorbehandelnder Ärzte, wohl aber über eigene Fehler während der Behandlung.

Verschulden, Beweislastumkehr

Gemäß § 823 Absatz 1 BGB muß eine Verletzung schuldhaft erfolgt sein. Schuldhaftes Handeln liegt bei Vorsatz und Fahrlässigkeit vor. Soweit ein Eingriff rechtswidrig erfolgte, liegt auch zumeist deshalb ein Verschulden vor, weil der Arzt mit Wissen und Wollen (= vorsätzlich) den Eingriff vornahm. Damit liegen die Voraussetzungen eines Haftungstatbestandes im Sinne des § 823 BGB vor. Da der Beweis ausreichender Aufklärung jedoch auf seiten des Arztes zu führen ist, führt die Behauptung einer fehlenden oder unzureichenden Aufklärung für den Patienten oder Probanden einfacher zum Erfolg als die Behauptung einer

Fehlbehandlung. Für eine solche Behandlung muß nämlich der Patient den Beweis führen, daß der Arzt die erforderliche Sorgfalt mißachtet hat (= Fahrlässigkeitsbegriff des § 276 BGB). Eine Sorgfaltspflichtmißachtung liegt indes bei einer Behandlung nur dann vor, wenn die Regeln der ärztlichen Kunst mißachtet wurden. Da dieser Beweis jedoch nur mit Sachverständigen zu führen ist, ist dies ungleich schwieriger als die schlichte Behauptung, der Arzt habe nicht oder nicht richtig aufgeklärt.

Es wird jedoch bereits für den Fall klinischer Prüfungen über neue gesetzliche Regelungen im Sinne einer Beweislastumkehr zugunsten der Patienten/Probanden nachgedacht. Es ist eine EG-Richtlinie in Planung, nach welcher in Europa eine Haftung für Dienstleistungsberufe ohne Verschulden eingeführt werden soll. Darauf hat der Fachverband deutscher Ärzte (FDA) auf seiner Fortbildungsveranstaltung „PRACTICA" in Bad Orb Ende Ende 1991 hingewiesen. Diese Richtlinie sollte bis zum 31. 12. 1992 in Kraft treten, wobei die EG-Mitgliedsstaaten bis 1995 Zeit hätten, die Richtlinie in nationales Recht umzusetzen. Tatsächlich ist indes eine Umsetzung noch nicht erfolgt. Dann wäre es ausreichend, wenn der Patient plausibel darlegt, daß eine Behandlung nicht zum erhofften Erfolg oder gar zum Mißerfolg geführt hat und daß dies auf ein Verschulden des Arztes zurückzuführen sei. Der Arzt muß dann beweisen, daß er richtig gehandelt hat. Die Beweislast soll also umgekehrt werden. Zwar lehnte der FDA dies vor allem mit dem Hinweis auf die Konsequenzen jener Rechtslage in den Vereinigten Staaten ab, wonach die Ärzte aufgrund ihrer Haftung in hohem Maße „defensive medicine" betrieben. Ebenso seien entsprechend viele und z.T. überflüssige sowie teure Untersuchungen zu veranlassen, um mögliche Fehler auszuschließen. Die Zahl der Verfahren gegen Ärzte nehme dennoch zu, und die Haftpflichtprämien der Freiberufler stiegen. Sollte diese Richtlinie aber in Kraft treten, so muß die Aufklärung mit noch größerer Sorgfalt betrieben werden, um Haftungsrisiken möglichst jedweder Art auszuschließen. Zur eigenen Sicherheit ist dem forschenden Arzt daher dringend zu raten, für umfangreiche Aufklärungsprotokolle zu sorgen und diese möglichst in Anwesenheit eines neutralen Zeugen (medizinisches Hilfspersonal) ausführlich mit dem Prüfling zu besprechen, auszufüllen, evtl. handschriftlich zu ergänzen und gemeinsam zu unterschreiben.

Ethische Vertretbarkeit

Vergewissern Sie sich, daß eine Studie, an der Sie teilnehmen möchten, gemäß den Gesetzen und Vorschriften der Bundesrepublik Deutschland (AMG vom 24. 8. 1976, zuletzt geändert durch das 3. Gesetz zur Änderung des AMG vom 20. 7. 1988) durchgeführt wird und insbesondere, ob die Bestimmungen des § 10 (Kennzeichnung der Fertigarzneimittel), der §§ 40 (Allgemeine Voraussetzungen), 41 (Besondere Voraussetzungen) sowie 67 (Allgemeine Anzeigepflicht) beachtet wurden bzw. werden. Die Untersuchung sollte darüber hinaus gemäß der auf der 29. WHO-Sitzung in Tokio 1975 revidierten Deklaration von Helsinki durchgeführt werden (BAnz. vom 13. 6. 1987, S. 7109). Eine Studie muß außerdem gemäß § 67 AMG der/n zuständigen Behörde/n gemeldet worden sein (Regierungspräsident des jeweiligen Bundeslands). Desweiteren muß sie einer Ethikkommission vorgelegt worden sein (Verpflichtung nach der Berufsordnung für Ärzte, vgl. BAnz. vom 9. 12. 1987, S. 16617), welche in ihrem Gutachten keine Bedenken gegen die Untersuchung äußerte. Die Studie darf erst nach dem positiven Votum der Kommission beginnen. Gemäß § 40 des AMG muß für den Fall studienbedingter gesundheitlicher Schädigungen eine Versicherung zugunsten der betroffenen Personen bestehen.

Fazit

Neben der Schweigepflicht und der Obliegenheit, Leben und Gesundheit von Patienten zu bewahren, ist mit der Patientenaufklärung eine weiterere selbstverständliche ärztliche Verpflichtung hinzugekommen, die zunehmend juristische Aufmerksamkeit findet. Obwohl noch Anfang der 80er Jahre kaum jemand daran glaubte, daß ein Arzt aufgrund der „formalen" Einverständniserklärung eines Patienten erfolgreich verklagt werden könnte, ist der Anteil solcher Klagen inzwischen auf über $^{1}/_{3}$ aller Fälle angestiegen. Die hier geäußerten Empfehlungen sollten daher sehr ernst genommen werden. Im geringsten Zweifelsfall empfiehlt sich die Beratung mit erfahrenen Wissenschaftlern und Juristen bzw. eine Anfrage bei der regionalen Ethikkommission (die Kontaktadresse erfahren Sie in der nächstgelegenen Universitätsklinik oder bei der zuständigen Landesärztekammer). Der Prüfarzt an einer medizinischen Studie sollte sich von der Erfüllung aller o.g. genannten Voraussetzungen überzeugen (vgl. insbesondere das Kapitel „Ethische Grundlagen", S. 195). Jede unerwartete Nebenwirkung eines Prüfpräparates muß umgehend gemeldet werden. Das Einwilligungsformular des Patienten bzw. seine Aufklärung ersetzen nicht das kontinuierlich notwendige Gespräch mit dem Patienten über sein Befinden, seine Lebensqualität und Probleme. Schreiben Sie alles auf, was in einem späteren Streitfall einmal wichtig für Sie sein könnte. Hüten Sie sich andererseits vor unbedachten Bemerkungen, denen eine andere als die von Ihnen gedachte Bedeutung beigemessen werden könnte. Achten Sie auch peinlichst darauf, was Ihre Mitarbeiter(innen) tun. Wie „ärztliche Fehler" im Umgang mit der modernen EDV-Technik vermieden werden können und wie mit deren Hilfe die wissenschaftliche Glaubwürdigkeit und Integrität medizinischer Studien gewahrt werden kann, wird im folgenden Absatz beschrieben.

Datenverarbeitung, Datenschutz und Recht

Computer haben sich in Kliniken und zunehmend auch in Praxen etabliert. Die Daten eines Forschungsvorhabens können in der Regel leicht mit einer entsprechenden EDV-Datenbank per Rechner erfaßt, später abgerufen und beurteilt werden. Unter Beachtung spezieller Algorithmen und Selektionskriterien ist es dabei möglich, die Daten bis zur völligen Anonymität zu verschlüsseln. Lezteres ist allerdings v.a. im Sinne epidemiologischer Erhebungen nicht immer wünschenswert, man denke hier nur an die so wesentlichen Daten wie Alter, Geschlecht, Erkrankungsbeginn und Dauer, regionale Unterschiede und viele andere Parameter mehr. Deshalb ist es wichtig, die Probleme der Datensicherheit und deren juristische Aspekte bei medizinischen Studien zu beleuchten und einige hilfreiche Hinweise zur Vermeidung rechtlicher Konsequenzen zu geben.

Die anfänglichen Bedenken bei Verwendung der EDV in Arztpraxen sind inzwischen ausgeräumt, jedoch bedürfen die Aufzeichnungen mittels eines PCs besonderer Vorsichtsmaßnahmen, wegen der ärztlichen Schweigepflicht und der leichten Möglichkeiten zur Verfälschung und Löschung der Patientendaten sowie deren unrechtmäßiger Verwendung. Unzugängliche Einsicht des Computerbildschirms für nichtautorisierte Mitarbeiter und Fremde sowie Computerzugangssperre und regelmäßige Sicherungskopien sind zur Selbstverständlichkeit geworden. Ähnliche Grundregeln gelten natürlich auch für andere moderne Techniken wie beispielsweise für Telefaxgeräte. Bei ihnen muß zusätzlich beachtet werden, daß der Ausdruck nach einigen Monaten unlesbar wird und somit als Dokument ungeeignet ist (Ausnahme: die teureren Normalpapiergeräte).

Für die Verwendung von Computern in der Klinik gelten natürlich die gleichen Grundregeln. Für medizinische Forschungsvorhaben in Klinik und Praxis kann der Datenschutz für bestimmte Fragestellungen oftmals eher hinderlich sein. Praktiker, Forscher, Datenschützer und nicht zuletzt der Gesetzgeber haben in jahrelanger Arbeit zur gegenwärtigen Rechtslage des Datenschutzes in der EDV beigetragen, die nicht zuletzt unter dem Einfluß einer geschichtlich begründet hochsensibilisierten Öffentlichkeit entstanden ist (Abb. 28).

Ärztliche Schweigepflicht

Der zunehmende Einzug der modernen Datentechnik in Krankenhäuser und Praxen birgt sowohl neue Chancen bei der Gesundheitspflege als auch Risiken für das Arztgeheimnis. Die Gefahr für den Diskretionsschutz liegt in der Ansammlung und raschen Verfügbarkeit persönlicher Merkmale durch die apparative Datenverarbeitung besonders in Verbundsystemen (Netzwerken). So haben sich nicht nur Krankenhäuser im mikroökonomischen Bereich, sondern auch der Gesetzgeber bis hin zum Weltärztebund [41] mit der Aufgabe des Schutzes von Patientendaten befaßt und Richtlinien erlassen.

Ausgangspunkt des Diskretionsschutzes ist die ärztliche Schweigepflicht. So verlangt der Hippokratische Eid vom Arzt: „Was

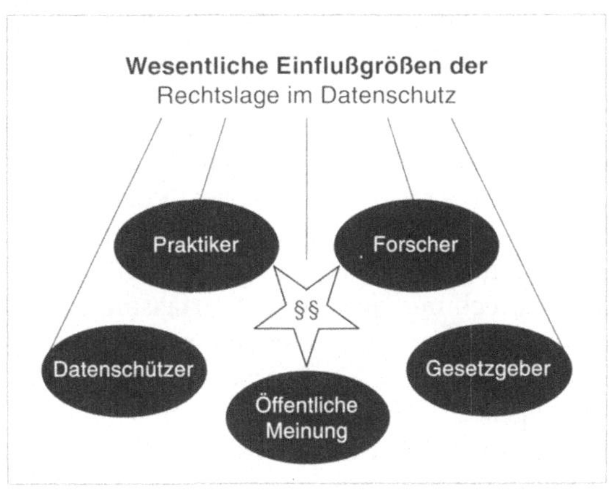

Abb. 28. Datenschutzrechtslage und Abhängigkeiten. Die Einflußgrößen auf Inhalt und Umfang der Gesetzgebung.

immer ich sehe und höre, bei der Behandlung oder außerhalb der Behandlung, im Leben der Menschen, so werde ich von dem, was niemals nach draußen ausgeplaudert werden soll, schweigen, indem ich alles Derartige als solches betrachte, das nicht ausgesprochen werden darf." Dieser Eid ist jedoch nicht nur Bestandteil des ärztlichen Standesrechts, sondern findet sich auch im staatlichen Strafrecht unter § 203 Strafgesetzbuch (StGB):

„Wer unbefugt ein fremdes Geheimnis, namentlich ein zum persönlichen Lebensbereich gehörendes Geheimnis oder ein Betriebs- oder Geschäftsgeheimnis offenbart, das ihm als

1. Arzt, Zahnarzt, Tierarzt, Apotheker oder Angehörigen eines anderen Heilberufs, der für die Berufsausübung oder die Führung der Berufsbezeichnung eine staatliche geregelte Ausbildung erfordert, ...
6. Angehörigen eines Unternehmens der privaten Kranken-, Unfall- oder Lebensversicherung oder einer privatärztlichen Verrechnungsstelle ...

anvertraut worden oder sonst bekanntgeworden ist, wird mit Freiheitsstrafe bis zu einem Jahr oder mit Geldstrafe bestraft."

Der Schutz der Betroffenen wird auch im prozessualen Bereich durch die §§ 53 I Nr. 3 Strafprozeßordnung (StPO) und 383 I Nr. 6 der Zivilprozeßordnung gewahrt, die dem Arzt ein Zeugnisverweigerungsrecht ermöglichen. Ergänzt wird dies durch § 97 StPO, wonach den Strafverfolgungsbehörden der Zugriff auf die im Besitz des Arztes befindlichen Korrespondenzen, Krankengeschichten, Untersuchungsbefunde und andere vergleichbare Dokumente verwehrt ist. Schließlich schwebt über alldem die Rechtsprechung des Bundesverfassungsgerichts, die das Recht des Betroffenen auf seine Daten als „Recht auf informationelle Selbstbestimmung" aus Art. 2 Absatz 1 iVm. Art. 1 Absatz 1 Grundgesetz deklariert hat. Demnach betreffen die ärztlichen Karteikarten (Krankenblätter) mit ihren Angaben über Anamnese, Diagnose und therapeutische Maßnahmen zwar nicht die unantastbare Intimsphäre, wohl aber den privaten Bereich des Patienten. Dabei kommt es nicht darauf an, ob derartige Aufzeichnungen Krankheiten, Leiden oder Beschwerden verraten, deren Offenbarung den Betroffenen im Sinne eines strafrechtlichen Zeugnisverweigerungsrechts mit dem Verdacht einer Straftat belastet, ihm in anderer Hinsicht peinlich oder sonstwie abträglich sein kann. Entscheidend gemäß dem Recht auf informationelle Selbstbestimmung ist vielmehr der Wille des Einzelnen, so persönliche Dinge wie die Beurteilung seines Gesundheitszustandes durch einen Arzt vor fremdem Einblick zu bewahren. Im übrigen wird dieser Schutz auch im postmortalen Bereich gewahrt, da auch die ungenehmigte Veröffentlichung nach dem Tod des Betroffenen unter Strafe gestellt wird.

Schweigepflicht im Bereich medizinischer Studien

In der Forschung besteht heute ein verstärktes Bedürfnis nach sog. Registern (z.B. zur epidemiologischen Untersuchung aktueller Infektionskrankheiten oder Tumoren). Die Registrierung und deren Auswertung kann natürlich mit den heutigen technischen Hilfsmitteln (Computer) einfach gestaltet werden, wobei der Umfang der eingegebenen Daten maßgeblich den Erfolg der Auswertung beeinflussen kann. Daher kann es sinnvoll sein, neu zu erstellende Datenbanken mit Daten bereits existierender zu „speisen". Die Weitergabe von Krankenmerkmalen an forschende Ärzte, die weder zu den behandelnden Ärzten gehören noch als Berater ins Vertrauen gezogen worden sind, bedarf jedoch der Einwilligung der oder des Patienten. Solange nämlich der Gesetzgeber die Datenweitergabe nicht im Rahmen des verfassungsrechtlich Möglichen erleichtert, ist diese auf das Einverständnis der Betroffenen oder auf ausreichend anonymisierende Verfahren angewiesen (Angermann u. Thome 1973). Dieser Grundsatz ist ohne Einschränkungen auch im Bereich medizinischer Studien anzuwenden. Auch der 85. Deutsche Ärztetag hat in seiner einstimmig beschlossenen „Empfehlungen zur Beachtung der ärztlichen Schweigepflicht bei der Verarbeitung personenbezogener Daten in der ärztlichen Berufsausübung" (Dtsch. Ärztebl. 1982, S. 20 f.) dem Geheimnisschutz des Individuums den Vorrang eingeräumt. „Personenbezogene Angaben dürfen dementsprechend grundsätzlich auch zum Zweck der medizinischen Forschung nur mit der Zustimmung des betroffenen Patient oder Pobanden an andere Ärzte oder an Forschungseinrichtungen weitergegeben werden". Allerdings werden in dieser Resolution auch Konfliktfälle dergestalt anerkannt, in denen der Arzt nach bestem Wissen und Gewissen die Güter abwägen und den Maßgaben folgen soll, die der Wissenschaftliche Beirat der Bundesärztekammer empfahl (Dtsch. Ärztebl. 1981, S. 1443). Diese Richtlinien eröffnen dem auf personenbezogene Daten unausweichlich angewiesenen Forscher auch ohne ausdrückliche Einwilligung des Patienten oder Probanden ein begrenztes Betätigungsfeld.

Einwilligung des Betroffenen

Wie die oben (S. 184 ff.) erwähnte Einwilligung des Patienten oder Probanden zur Weitergabe seiner Daten führt auch hier die Einwilligung des Betroffenen zur Haftungsfreizeichnung des Arztes oder Studienleiters. Der Arzt darf demnach ein Geheimnis preisgeben, wenn und soweit der Geschützte damit einverstanden ist. Der Patient oder Proband hat jedoch das Recht, die Aufhebung der Schweigepflicht sachlich zu beschränken (OLG Hamburg, NJW 1962). Um dem Arzt die für eine Studie notwendige Weitergabe der Daten zu ermöglichen, bedarf es demnach der Entbindung von der Schweigepflicht, zu der ausschließlich der betroffene Patient oder Proband berechtigt ist. Eine Entbindung der Schweigepflicht durch eine 3. Person ist unzulässig.

Auch hier muß der Patient oder Proband gemäß seiner geistigen und sittlichen Reife ein Urteilsvermögen besitzen, das ihm Einsicht in die Tragweite seines Entschlusses erlaubt. Demnach bedarf es wie bei einem medizinischen Eingriff der Erlaubnis des gesetzlichen Vertreters, soweit ein Patient oder Proband minderjährig ist. Zur Beweissicherung ist daher auch hier eine möglichst schriftliche Einwilligung notwendig. Ein „schlüssiges Verhalten" genügt zwar grundsätzlich dem Erfordernis einer Einwilligung. Jedoch muß der Arzt wie im Fall eines medizinischen Eingriffs im Bedarfsfall vor Gericht beweisen, daß eine Einwilligung zur Datenweitergabe vorgelegen hat. Dies dürfte allein aufgrund einer „schlüssigen Einwilligung"schwierig sein, so daß auf eine schriftliche Einwilligung nicht verzichtet werden sollte.

Der Inhalt einer Einwilligungserklärung sollte den Namen des Betroffenen, den Namen des Studienleiters oder des beauftragten Instituts, den zugriffsberechtigten Personenkreis sowie den Inhalt der verwendbaren Daten (Krankheitsbild, Lebensgewohnheiten etc.) ausweisen. Im Gegensatz zur Einwilligung in einen medizinischen Eingriff kann die Einwilligung zur Datenweitergabe auch standardisiert erfolgen, da bei einer Vielzahl von Testpersonen immer nur die gleichen Daten betroffen sind und die unwägbaren Risiken, die ein medzinischer Eingriff mit sich führt, im Falle der Datenweitergabe kaum vorliegen werden.

> Grundsätzlich schriftliche Einwilligung des Patienten oder Probanden in die Entbindung von der ärztlichen Schweigepflicht bei Datennutzung durch 3. Personen.

Datenschutz (allgemein)

Aus Unachtsamkeit unterlaufen bei der Datenverarbeitung erfahrungsgemäß immer wieder Verstöße gegen die ärztliche Schweigepflicht. Insbesondere auch deshalb, weil zum einen die technischen Möglichkeiten zur Datensicherheit entweder unterschätzt oder gar nicht genutzt werden, und zum anderen, weil das Bedienungspersonal zumeist nicht ausreichend in deren adäquater Handhabung unterwiesen wurde. Da über die technischen Möglichkeiten des Datenschutzes schon viel publiziert wurde, soll an dieser Stelle nicht auf technische Einzelheiten (Paßwortschutz, Zugangssperren durch Entfernung des Speichermediums, Offline-Stellung in Verbundsystemen etc.) eingegangen werden. Trotzdem können auch aus den rechtlichen Hinweisen für den technisch Versierten vielerlei Anregungen entnommen werden, praktischen Datenschutz auszuüben.

Der Datenschutz regelt grundsätzlich die Geheimhaltungspflicht in bezug auf technisch gespeicherte personenbezogene Daten. Allgemeine Rechtsgrundlagen sind das Bundesdatenschutzgesetz und die Landesdatenschutzgesetze. Letztere gelten für die Behörden und sonstigen öffentlichen Institutionen von Ländern, Gemeinden und Gemeindeverbänden. Danach finden die Landesdatenschutzgesetze u.a. Anwendung auf die Ärztekammern, kassenärztlichen Vereinigungen und Krankenhäuser in öffentlich-rechtlicher Trägerschaft. Für private und freie gemeinnützige Krankenhäuser, für den betriebsärztlichen Dienst in privaten Unternehmen und überbetriebliche arbeitsmedizinische Dienste privater Träger sowie für Arztpraxen gilt jedoch das Bundesdatenschutzgesetz (BDSG).

Geschützt werden nur personenbezogene Daten. Dies ergibt sich aus dem Wortlaut des § 2 Absatz 1 BDSG, wonach personenbezogene Daten Einzelangaben über persönliche oder sachliche Verhältnisse einer bestimmten oder bestimmbaren natürlichen Person (Betroffener) sind.

Es muß sich demnach um Daten handeln, die sich auf eine bestimmte Person beziehen (oder eine solche aus dem Zusammenhang, in dem sie stehen) welche den Betroffenen mit entsprechenden Kenntnissen identifizierbar machen. Keine personenbezogene Daten im Sinne des Datenschutzrechts sind Angaben, die so anonymisiert sind, daß sich ein Bezug zu einer bestimmten Person nicht mehr herstellen läßt. Hierbei sind gemäß § 36 Absatz 1 BDSG die Merkmale, mit deren Hilfe anonymisierte Daten derart verändert werden können, daß sie sich auf eine bestimmte Person beziehen oder eine solche erkennen lassen, gesondert zu speichern. Diese Merkmale dürfen mit den anonymisierten Daten

nicht mehr zusammengeführt werden, es sei denn, daß die
dadurch ermöglichte Nutzung der Daten noch für die Erfüllung
des Zweckes der Speicherung oder zu wissenschaftlichen
Zwecken erforderlich ist. Grundsätzlich gilt daher:

> Je geringer die Möglichkeiten der Zuordnung personenbezoge-
> ner Daten zu den für eine Studie notwendigen Auswertunsda-
> ten, desto geringer ist die Gefahr des Datenmißbrauchs.

Generell ist aber auch zu beachten, daß bei Betrieben, die perso-
nenbezogene Daten automatisch verarbeiten und hierbei in der
Regel mindestens 5 Arbeitnehmer ständig beschäftigen, ein
Beauftragter für den Datenschutz schriftlich zu bestellen ist
gemäß § 28 Absatz 1 BDSG. Dieser Datenschutzbeauftragte hat im
Sinne des der Anlage zu § 6 I S.1 BDSG besondere Aufgaben.

Aufgaben des Datenschutzbeauftragten

1. Unbefugten den Zugang zu Datenverarbeitungsanlagen, mit
   denen personenbezogene Daten verarbeitet werden, zu ver-
   wehren (Zugangskontrolle),
2. Personen, die bei der Verarbeitung personenbezogener Daten
   tätig sind, daran zu hindern, daß sie Datenträger unbefugt
   entfernen (Abgangskontrolle),
3. die unbefugte Eingabe in den Speicher sowie die unbefugte
   Kenntnisnahme, Veränderung oder Löschung gespeicherter
   personenbezogener Daten zu verhindern (Speicherkontrolle),
4. die Benutzung von Datenverarbeitungssystemen, aus denen
   oder in die personenbezogene Daten durch selbsttätige Einrichtungen übermittelt werden, durch unbefugte Personen zu
   verhindern (Benutzerkontrolle),
5. zu gewährleisten, daß die zur Benutzung eines Datenverar-
   beitungssystems Berechtigten durch selbsttätige Einrichtungen ausschließlich auf die ihrer Zugriffsberechtigung unter-
   liegenden personenbezogenen Daten zugreifen können
   (Zugriffskontrolle),
6. zu gewährleisten, daß überprüft und festgestellt werden kann,
   an welche Stellen personenbezogene Daten durch selbsttätige

190

Einrichtungen übermittelt werden können (Übermittlungs-
kontrolle),

7. zu gewährleisten, daß nachträglich überprüft und festgestellt
werden kann, welche personenbezogenen Daten zu welcher
Zeit von wem in Datenverarbeitungssysteme eingegeben worden sind (Eingabekontrolle).

8. zu gewährleisten, daß personenbezogene Daten, die im Auftrag verarbeitet werden, nur entsprechend den Weisungen des
Auftraggebers verarbeitet werden können (Auftragskon-
trolle),

9. zu gewährleisten, daß bei der Übermittlung personenbezogener Daten sowie bei Transport entsprechender Datenträger
diese nicht unbefugt gelesen, verändert oder gelöscht werden
(Transportkontrolle),

10. die innerbehördliche oder innerbetriebliche Organisation so
zu gestalten, daß sie den besonderen Anforderungen des
Datenschutzes gerecht wird(Organisationskontrolle).

Diese Pflichten obliegen schließlich auch dem Landesdaten-
schutzbeauftragten, soweit es sich um eine öffentlich-rechtliche
Organisationsform handelt. Soweit der Betrieb keines Datenschutzbeauftragten bedarf, sollten trotzdem die oben aufgeführten Kontrollpunkte gewährleistet bleiben.

Kosten des Datenschutzes

Die Personalabteilung eines Unternehmens ist seit jeher an
Datenschutz und Datensicherheit interessiert und konnte bei der
manuellen Datenverarbeitung die Kosten hierfür relativ sicher
feststellen. Bei der elektronischen Datenverarbeitung verursa-
chen die Sicherungsmaßnahmen u.U. beträchtliche Kosten, die
nur sehr widerwillig aufgewendet oder möglichst vermieden werden, weil der Nutzen dieser Maßnahmen nur sehr schwer abzu-
schätzen ist und meist erst dann drastisch deutlich wird, wenn
hoher Schaden entstanden ist (Angermann u. Thome 1973).
Eng verbunden mit der Kostenfrage ist die Möglichkeit der Versicherung gegen mögliche Schäden aus der Nutzung elektronischer
Datenverarbeitung. Bei Vollschutz (Sach- und Vertrauensscha-

densversicherung) beträgt die Prämie etwa 16–28‰ der Versicherungssumme, die von der Haftzeit des Versicherers (112 Monate) und u.U. den realisierten Datensicherungsmaßnahmen abhängig ist.

Eine Voruntersuchung der Datenschutzmaßnahmen, die Aufschlüsse über den notwendigen Aufwand gibt und Risiken aufzeigt, sollte zweckmäßigerweise vom Datenschutzbeauftragten selbst oder einem externen Berater recht bald vorgenommen werden. Weitere Phasen sind Detailuntersuchungen und die Konzeption eines Sicherheitssystems.

Abschließend sei darauf hingewiesen, daß die Datenschutzaktivitäten nach dem BDSG subsidiär zu anderen Rechtsvorschriften sind (so z.B. im Personalbereich nachrangig zu Betriebsverfassungsgesetz und Steuergesetzen) und daß der Aufwand für den Datenschutz in einem angemessenen Verhältnis zum Nutzen stehen muß. Das könnte theoretisch sogar bedeuten, daß manche Studien unterbleiben oder ohne Unterstützung moderner Computersysteme ausgeführt werden müßten.

Fazit

Medizinische Forschung kann um so wirksamer greifen, je weniger die Erfassung erforderlicher Daten sowie deren Zugang und Bewertung durch bürokratische Hindernisse belastet wird. Andererseits muß im Rahmen der ärztlichen Schweigepflicht und der Gesetzgebung sichergestellt werden, daß kein Mißbrauch der erhobenen Daten möglich ist. Wißbegierde, Schweigepflicht und Persönlichkeitsschutz stehen hier anscheinend konträr zueinander. Da aber auf wissenschaftliche Untersuchungen sinnvoller medizinischer Fragestellungen nicht verzichtet werden kann, ist in den vergangenen gut 10 Jahren ein langsamer Wandel in der Meinungsbildung der scheinbar widerstreitenden Interessen zwischen Datenschützern, praktizierenden Medizinern und klinischer Forschung erkennbar geworden. Auf eine ausführliche Betrachtung der wohl mit Recht nie zu Ende zu führenden Diskussionen über die Güterabwägung zwischen den einzelnen Standpunkten mußte hier verzichtet werden, s. dazu (Deneke 1973). Fest steht jedenfalls, daß inzwischen auch die entschiedensten Verfechter eines lückenlosen Datenschutzes die zunehmende Notwendigkeit eines Kompromisses anerkennen. De facto sind die datenschutzbedingten Forschungshindernisse aber eher größer als kleiner geworden, weshalb in der vorliegenden Publikation primär die aktuell gültige Rechtslage und deren Hintergründe beleuchtet wurden. Die Politiker und damit die Gesetzgeber stellen letztlich auch künftig die Weichen dafür, ob einige der von den 3 genannten Interessengruppen für unbedenklich gehaltenen weniger restriktiven Kompromißlösungen mit zunächst ausschließlich empfehlendem Charakter auch rechtlich abgesichert werden.

11 Ethische Grundlagen von klinischen Studien

R. Weiß

Neben grundsätzlichen Erwägungen, ob z.B. ein weiterer Wissensgewinn in einem Fachgebiet oder einer Subspezialisierung wünschenswert oder ob eine bestimmte Handlungsweise am einzelnen Patienten vertretbar ist, unterliegt der in der Medizin Forschende besonderen Regeln, welche innerhalb klinischer Studien einen größtmöglichen Schutz der Patienten zum Ziel haben.

In der „Deklaration von Helsinki" (letzte Revision Hongkong 1989) spricht der Weltärztebund Empfehlungen aus, die dem in der biomedizinischen Forschung tätigen Arzt als Leitlinie ethischen Handelns bei klinischen Studien dienen sollen. Die Berufsordnung für die deutschen Ärzte (Fassung von 1993) nimmt auf die Deklaration von Helsinki ausdrücklich Bezug und schreibt vor, diese bei „der Durchführung klinischer Versuche am Menschen (...) zugrunde zu legen". Präzisierende Ausführungen finden sich in der Novellierung des AMG von 1994. Damit ist diesen Empfehlungen der Charakter einer freiwilligen Unterwerfung genommen und ihre Anwendung ist für alle an der Forschung Beteiligten zwingend. Neben standesrechtlichen Maßnahmen drohen bei Nichtbeachtung zivil- und strafrechtliche Verfahren.

Klinische Studien werden als „medizinische Forschung in Verbindung mit ärztlicher Versorgung" definiert. Es werden sowohl therapeutische als auch diagnostische und beratende Forschung subsummiert. Ein Beispiel für diagnostische Forschung ist die Prüfung eines neuen Kontrastmittels für Computertomographien; in der beratenden Forschung kann z.B. die Erprobung eines Beratungsalgorithmus zur Entscheidungsfindung bei ungewollter Schwangerschaft ethische Probleme aufwerfen. Am häufigsten und im Bewußtsein von Ärzten und Patienten akzentuiertesten bedürfen aber ethische Probleme bei der Erprobung neuer Behandlungsverfahren, z.B. Arneimittelstudien, einer Regelung. Anerkannt wird, daß Fortschritt in der Arzneimittelforschung auch eine Prüfung am Menschen erfordert. Dies ist für Patienten oder gesunde Versuchspersonen mit dem Risiko einer gesundheitlichen Schädigung verbunden. Um dieses Risiko zu minimieren, müssen besondere Vorsichtsmaßnahmen eingehalten werden.

Planung und Leitung

Der zu erwartende Zugewinn an Wissen muß in einem sinnvollen Verhältnis zum Risiko des Patienten stehen.

Die Planung einer Studie setzt ein umfassendes Wissen über die Ergebnisse von bereits durchgeführten oder in Durchführung begriffenen ähnlichen Studien voraus. Doppeluntersuchungen ohne weiteren Wissensgewinn sollen so vermieden werden. Hier sei an die unsinnige Praxis mancher Institute erinnert, in denen als Grundlage für eine Promotion oder sogar zu Unterrichtszwecken eine große Anzahl von Versuchstieren getötet wird, ohne daß ein Zugewinn an Wissen erworben wird, weil die Ergebnisse von Voruntersuchungen immer neu reproduziert werden müssen. Dies ist sicher keine ethisch vertretbare und angemessene Einführung in die Praxis der klinischen Forschung.

Die Erstellung eines Prüfplans verlangt neben dem fachspezifischen Wissen auch eine gute Kenntnis der methodischen Grundlagen wissenschaftlichen Arbeitens. Zielsetzung und Begründung der Prüfung, Studiendesign, Operationalisierung und Validierung von Meßverfahren sowie die Kenntnisse der biometrischen Methoden müssen den Erfordernissen der Fragestellung genügen. Keinesfalls darf die Durchführung der „Studie" und Patienteneinbringung einer entsprechenden Auswertungsplanung vorausgehen. Zum Beispiel muß die Anzahl der Patienten, die notwendig ist, um eine Fragestellung zu beantworten, vor Beginn der Prüfung berechnet werden. Eine zu geringe Anzahl von Patienten kann dazu führen, daß kein verwertbares Ergebnis resultiert, was für alle an der Studie teilnehmenden Patienten bedeutet, daß sie ein – möglicherweise beträchtliches – Risiko völlig umsonst in Kauf genommen haben. Eine zu große Anzahl an Teilnehmern schafft ein Risiko für mehr Patienten, als unbedingt notwendig wären. Es empfiehlt sich, nach Einbringung einer festzulegenden Anzahl von Patienten oder nach dem Verstreichen einer angemessenen Beobachtungszeit, eine Zwischenauswertung durchzuführen, um zu prüfen, ob das Ziel der Studie nicht schon erfüllt ist, weiteren Patienten also ein Risiko erspart werden kann. Andere Probleme der biometrischen Auswertung sind analog zu betrachten.

Das Risiko des Patienten ist neben den wechselnden spezifischen Risiken der einzelnen Studien direkt abhängig von der Erfahrung und dem Verantwortungsbewußtsein des Studienleiters. Für die Wahrnehmung dieser Funktion ist eine mindestens 2jährige Erfahrung in der klinischen Prüfung von Arzneimitteln erforderlich. In Kenntnis aller Vorinformationen aus der pharmakologisch-toxikologischen Prüfung muß seine Vorbildung eine Nutzen/Risikoabschätzung für die Studienteilnehmer erlauben.

Das Setting, in dem die Studie durchgeführt wird, muß dem zu erwartenden Risiko für die Patienten angepaßt sein. Je weniger über eine zu prüfende Substanz bekannt ist, desto höher sind die Kriterien anzusetzen, nach denen Studienleitung und Prüfärzte ausgewählt werden. In der Regel sollten Phase-I- und Phase-II-Studien an universitären Einrichtungen und Lehrkrankenhäusern erfolgen. Es sollten nur Institutionen teilnehmen, die pro Jahr eine Mindestzahl entsprechender Patienten behandeln, um ausreichend Erfahrung in der Bewertung und Behandlung eventuell auftretender Komplikationen zu gewährleisten.

Bestimmte Endpunkte führen zum (eventuell kurzfristigen) Abbruch der Studie. Der Informationsfluß zwischen Prüfärzten und Studienleitung muß die Mitteilung auch nur vermuteter Komplikationen garantieren, um bei möglichen unerwünschten Wirkungen eine schnelle Wissenskumulation zu erreichen. So kann ein notwendig werdender Abbruch einer Studie schneller erkannt werden.

Aufklärung und Einwilligung

Der Patient muß vor der Durchführung einer Studie seine „informierte Zustimmung" geben. Das heißt, er muß sich der ganzen Tragweite dieser Entscheidung bewußt sein. Dies setzt eine ausführliche Aufklärung voraus, die mindestens folgende Punkte zum Inhalt haben soll:
- Zielsetzung der Untersuchung,
- technischer Ablauf der Studie,
- Design (Randomisierung, Blind-, Doppelblindstudie, Plazebogaben),
- erwartete Wirkungen,
- spezifische Risiken der zu prüfenden Substanz,
- Risiken von notwendigen Zusatzuntersuchungen (z.B. Herzkatheterkontrolle nach 3 Monaten),
- alternative Behandlungsmöglichkeiten und ihre Risiken,
- Möglichkeit, die Teilnahme ohne negative Folgen zu verweigern und zu jeder Zeit die Einwilligung zurückziehem zu können,
- abgeschlossene Versicherung einschließlich der Möglichkeit, in die Versicherungsbedingungen Einsicht zu nehmen,
- Datenweitergabe.

Das Einverständnis des Patienten darf nicht unter Druck erfolgen. Eine entsprechende Bedenkzeit sollte eingehalten werden. Nach schriftlicher und mündlicher Aufklärung muß die Einverständniserklärung entweder schriftlich gegeben oder mündlich vor einem unabhängigen Zeugen erklärt werden. Der Arzt muß das Einverständnis des Patienten schriftlich bestätigen. Ist der Patient nicht einwilligungsfähig, kann sein gesetzlicher Vertreter oder ein bestellter Pfleger für ihn einwilligen. Doch muß regelmäßig, z.B. bei älteren Kindern/Jugendlichen, eine Aufklärung erfolgen und deren Entscheidung weitgehend respektiert und entsprochen werden.
In seltenen Fällen (z.B. nichteinwilligungsfähiger Patient nach Herzinfarkt bei Lysestudie, keine Angehörigen) kann eine Einverständniserklärung entfallen, wenn kein gegenteiliger Wille des Patienten erkennbar ist. Diese Ausnahmefälle bedürfen einer

besonderen Beobachtung. Bereits im Studienprotokoll muß diese Möglichkeit des Verfahrens festgelegt sein. Weitere Einzelheiten s. hier AMG § 40–42.

Die Weigerung eines Patienten, an einer Studie teilzunehmen, darf niemals die Beziehung zwischen Arzt und Patient beeinträchtigen.

Es muß jederzeit ohne Nachteil für den Patienten die Möglichkeit des Widerrufs einer Einverständniserklärung bestehen.

Versicherung

Gegen evtl. gesundheitliche Schäden des Patienten muß eine dem Risiko der Prüfung angemessene Versicherung abgeschlossen sein, die bei Tod oder andauernder Erwebsunfähigkeit mit mindestens DM 1 000 000 haftet.

Ethikkommissionen

Vor Beginn einer klinischen Studie muß das Studienprotokoll einer Kommission vorgelegt werden, die Studieninhalte und Durchführung unter ethischen Gesichtspunkten prüft. Diese Forderung der Deklaration von Helsinki wurde durch die Berufsordnung für Ärzte (s. oben) zu geltendem Recht. „Der Arzt muß sich vor der Durchführung klinischer Versuche am Menschen (...) durch eine (...) Ethikkommission (...) beraten lassen."

Historie

Ethikkommissioen entstanden in den USA Anfang der 60er Jahre als Reaktion auf das Bekanntwerden von einer Reihe sehr zweifelhafter Menschenversuche an unwissenden Patienten. Das National Institute of Health vergab daraufhin Bundesmittel nur noch an Forschungsarbeiten, deren ethische Unbedenklichkeit von einer unabhängigen Kommission geprüft wurde. Parallel verlangte die Food and Drug Administration bei Arzneimittelprüfungen eine ebensolche Beurteilung. In Deutschland wurden 1947 im Nürnberger Kodex der Ärzte ethische Grundlagen erarbeitet. 1976 wurde im AMG (Gesetz über den Umgang mit Arzneimitteln = „Arzneimittelgesetz") ein Verfahren zum „Schutz des Menschen bei der klinischen Prüfung" festgeschrieben, welches weitgehend den Leitsätzen der Deklaration von Helsinki entspricht und in der Neufassung von 1994 für die Durchführung einer Prüfung am Menschen ein positives Votum durch eine Ethikkommission vorschreibt (§§ 40–42 AMG). Die hiervon mögliche Ausnahme (... wenn die zuständige Bundesoberbehörde innerhalb von 60 Tagen ... nicht widersprochen hat) wird wohl nicht eintreten und ist keinesfalls erstrebenswert.

Konstitution und Zusammensetzung

Ethikkommissionen können sich verschiedenster Organisationsformen bedienen. Von firmeneigenen Kommissionen über private Gesellschaften ist ein facettenreicher „Ethik-Markt" möglich. Zur Zeit wird über die zusätzliche Berufung einer „Nationalen Ethikkommission" beraten, die, durch den Bundestag eingesetzt, sich zu entsprechenden Problemen von nationalem Rang äußern soll. Eine entsprechende Einrichtung, das „Comité consultatif national d' éthique pour les sciences de la vie et de la santé" gibt es in Frankreich seit 1983. Neben Wissenschaftlern ist dieses Komitee mit Vertretern der großen Weltreligionen/Ideologien besetzt: Katholizismus, Protestantismus, Marxismus, Islam und Judentum.

Anzustreben und im AMG vorgeschrieben sind nach Landesrecht gebildete Ethikkommissionen in universitären Einrichtungen und bei der Landesärztekammer, was aber wegen gegenseitiger Verflechtungen der wechselnden Interessenlage nicht unbedingt zu der geforderten unabhängigen Kommission führen muß. Sinnvoll ist es deshalb, die Besetzung nicht ausschließlich durch Ärzte vorzunehmen, sondern einen Juristen und einen 2. medizinischen Laien, z.B. einen Geistlichen, zu benennen. Es ist in jedem Fall günstig, wenn einer der Ärzte Biometriker ist. Einen entsprechenden Konsens hat die Arbeitsgemeinschaft der öffentlich-rechtlichen Ethikkommissionen erarbeitet. Gelegentlich, leider viel zu selten, werden von der Ethikkommission die von den Studien direkt „Betroffenen" oder deren Vertreter, z.B. die Deutsche AIDS-Hilfe, eingeladen. Im Vorgriff werden von manchen Arbeitsgruppen diese Vertreter bereits zur Konstitution des Studienprotokolls angehört oder sind als ständiges Mitglied in der Arbeitsgruppe tätig. Für die Ethikkommission ist es dann eine große Hilfe, wenn hier bereits eine Stellungnahme vorliegt.

Funktion

Vereinfacht läßt sich sagen, daß die Aufgabe der Ethikkommissionen eine Prüfung des Studienprotokolls auf Abweichung von der Deklaration von Helsinki ist. Darüber hinaus nimmt sie aber auch andere Aufgaben wahr.
Mit ihrem positiven Votum gibt sie dem klinisch Forschenden einen Halt gegen eventuelle Angriffe von außen. Mit einem negativen Votum schützt sie möglicherweise vor zu großem Tatendrang, der wegen einer gewissen „Betriebsblindheit" die Grenzen ethischen Tuns überschreiten mag. Abgesehen von einer Inschutznahme möglicher einzubringender Patienten wird der gute Ruf des Instituts gewahrt.

Verfahren

Die Kommission wird auf Antrag tätig. Nach Vorlegen des Studienprotokolls entscheidet die Kommission mit einfacher Mehrheit. Die Beratung ist vertraulich. Das Ergebnis der Beratung wird dem Antragsteller schriftlich mitgeteilt. Bei einer Ablehnung des Protokolls muß eine schriftliche Begründung gegeben werden. Ein positives Votum kann mit Auflagen verbunden werden.
Im allgemeinen erkennen öffentlich-rechtliche Ethikkommissionen von universitären Einrichtungen oder der Landesärztekammer gegenseitig ein Votum an. Nur selten muß bei einer multizentrischen Studie mehrfach verhandelt werden.

Treten im Verlauf der Untersuchung schwerwiegende oder unerwartete Ereignisse auf, die die Sicherheit der Studienteilnehmer gefährden könnte, muß die Ethikkommission davon unterrichtet werden. Sie kann dann ihr Votum zurückziehen oder in seltenen angemessenen Fällen einer Weiterführung der Studie zustimmen. Im Regelfall wird zu diesem Zeitpunkt der Studienleiter (oder der Sponsor) die Studie unterbrechen, bis wieder Rechtssicherheit herrscht.

Publikation

Studienergebnisse müssen publiziert werden, auch wenn sie nicht den Erwartungen der Initiatoren/Sponsoren entsprechen. Diese „Veröffentlichungspflicht" vermeidet eine einseitige Bewertung von Medikamenten unter Ausnutzung des α-Fehlers: Einmal ist es leichter möglich, einen Artikel zu plazieren, in dem ein Unterschied zweier Behandlungsmethoden dokumentiert wird. Zum anderen versuchen manche Sponsoren, eine Veröffentlichung initiierter Studien an ihre Zustimmung zu binden. Wird z.B. eine Substanz gegen eine 2. getestet, die dieser nur ebenbürtig ist, kann man bei multizentrischer Testung durch eine entsprechende Unterdrückung von Ergebnissen einzelner Zentren das Gesamtergebnis beeinflussen. Entsprechende Klauseln sind weder ethisch vertretbar noch rechtswirksam.

Viele internationale Fachzeitschriften folgen der Leitlinie, daß nur Studienergebnisse zur Veröffentlichung angenommen werden, deren Erarbeitung entsprechend der Deklaration von Helsinki erfolgte. Darüber hinaus finden sich in letzter Zeit gehäuft z.B. in „Cancer" oder „Journal of Clinical Oncology" treffende Kommentare zu veröffentlichten Studien, deren Inhalte die nötige Sensibilität in ethischen Fragen vermeintlich oder offensichtlich vermissen lassen.

Das Bewußtsein über die Notwendigkeit einer auch ethisch hochstehenden und einwandfreien Forschung wächst, und nur noch eine Minderzahl von Forschenden sieht in der Ethikkommission statt einer wichtigen beratenden Institution eine letzte Klippe, die es zu umschiffen gilt, bevor man endlich anfangen kann, etwas „Venünftiges" zu tun.

Die Beachtung ethischer Grundsätze bei klinischen Studien führt
dazu, daß gute Ergebnisse nicht mit schlechten Verfahrensweisen
erworben werden. Form und Inhalt müssen sich im Sinne Fried-
rich Schillers entsprechen.

Deklaration von Helsinki

(Zitiert aus dem Deutschen Ärzteblatt 88, Heft 50, 12. Dez.
1991(51)
Beschlossen auf der 18. Generalversammlung in Helsinki, Juni
1964, letzte Revision auf der 41. Generalversammlung in Hongkong, September 1989

**Empfehlung für Ärzte die in der biomedizinischen Forschung
am Menschen tätig sind.**

Vorwort
Aufgabe des Arztes ist die Erhaltung der Gesundheit des Menschen. Der Erfüllung dieser Aufgabe dient er mit seinem Wissen
und Gewissen.
Die Genfer Deklaration des Weltärztebundes verpflichtet den Arzt
mit den Worten: „Die Gesundheit meines Patienten soll mein vor-
nehmstes Anliegen sein", und der internationale Codex für ärztliche Ethik legt fest: „Jegliche Handlung oder Beratung, die geeignet erscheinen, die physische und psychische Widerstandskraft
eines Menschen zu schwächen, dürfen nur in seinem Interesse zur
Anwendung gelangen".
Ziel der biomedizinischen Forschung am Menschen muß es sein,
diagnostische, therapeutische und prophylaktische Verfahren
sowie das Verständnis für die Ätiologie und Pathogenese der
Krankheit zu verbessern.
In der medizinischen Praxis sind diagnostische, therapeutische
oder prophylaktische Verfahren mit Risiken verbunden; dies gilt
um so mehr für die biomedizinische Forschung am Menschen.
Medizinischer Fortschritt beruht auf Forschung, die sich letztlich
auch auf Versuche am Menschen stützen muß.
Bei der biomedizinischen Forschung am Menschen muß
grundsätzlich unterschieden werden zwischen Versuchen, die im

wesentlichen im Interesse des Patienten liegen, und solchen, die
mit rein wissenschaftlichem Ziel ohne unmittelbaren diagnostischen oder therapeutischen Wert für die Versuchsperson sind.
Besondere Vorsicht muß bei der Durchführung von Versuchen
walten, die die Umwelt in Mitleidenschaft ziehen könnten. Auf das
Wohl der Versuchstiere muß Rücksicht genommen werden.
Da es notwendig ist, die Ergebnisse von Laborversuchen auch auf
den Menschen anzuwenden, um die wissenschaftliche Kenntnis
zu fördern und der leidenden Menschheit zu helfen, hat der
Weltärztebund die folgende Empfehlung als eine Leitlinie für
jeden Arzt erarbeitet, der in der biomedizinischen Forschung am
Menschen tätig ist. Sie sollte in der Zukunft überprüft werden.
Es muß betont werden, daß diese Empfehlung nur als Leitlinie für
die Ärzte auf der ganzen Welt gedacht ist; kein Arzt ist von der
straf-, zivil- und berufsrechtlichen Verantwortlichkeit nach den
Gesetzen seines Landes befreit.

I. Allgemeine Grundsätze

1. Biomedizinische Forschung am Menschen muß den allgemeinen anerkannten wissenschaftlichen Grundsätzen entsprechen; sie sollte auf ausreichenden Laboratoriums- und Tierversuchen sowie einer umfassenden Kenntnis der wissenschaftlichen Literatur aufbauen.
2. Die Planung und Durchführung eines jeden Versuches am
   Menschen sollte eindeutig in einem Versuchsprotokoll niedergelegt werden; welches einem besonders berufenen, von
   Forschungteam und Sponsor unabhängigen Ausschuß zur
   Beratung, Stellungnahme und Orientierung vorgelegt werden
   sollte. Dabei wird davon ausgegangen, daß dieser unabhängige Ausschuß gemäß den Gesetzen oder Bestimmungen des
   Landes, in welchem der Versuch durchgeführt werden soll,
   anerkannt ist.
3. Biomedizinische Forschung am Menschen sollte nur von wis-
   senschafllich qualifizierten Personen und unter Aufsicht eines
   klinisch erfahrenen Arztes durchgeführt werden. Die Verantwortung für die Versuchsperson trägt stets ein Arzt und nie
   die Versuchsperson selbst, auch dann nicht, wenn sie ihr Einverständnis gegeben hat.

4. Biomedizinische Forschung am Menschen ist nur zulässig, wenn die Bedeutung des Versuchsziels in einem angemessenen Verhältnis zum Risiko für die Versuchsperson steht.

5. Jedem biomedizinischen Forschungsvorhaben am Menschen sollte eine sorgfältige Abschätzung der voraussehbaren Risiken im Vergleich zu dem voraussichtlichen Nutzen für die Versuchsperson oder andere vorausgehen. Die Sorge um die Belange der Versuchsperson muß stets ausschlaggebend sein im Vergleich zu den Interessen der Wissenschaft und der Gesellschaft.

6. Das Recht der Versuchsperson auf Wahrung ihrer Unversehrtheit muß stets geachtet werden. Es sollte alles getan werden, um die Privatsphäre der Versuchsperson zu wahren; die Wirkung auf die körperliche und geistige Unversehrtheit sowie die Persönlichkeit der Versuchsperson sollte so gering wie möglich gehalten werden.

7. Der Arzt sollte es unterlassen, bei Versuchen am Menschen tätig zu werden, wenn er nicht überzeugt ist, daß das mit dem Versuch verbundene Wagnis für vorhersagbar gehalten wird. Der Arzt sollte jeden Versuch abbrechen, sobald sich herausstellt, daß das Wagnis den möglichen Nutzen übersteigt.

8. Der Arzt ist bei der Veröffentlichung der Versuchsergebnisse verpflichtet, die Befunde genau wiederzugeben. Berichte über Versuche, die nicht in Übereinstimmung mit den in dieser Deklaration niedergelegten Grundsätzen durchgeführt werden, sollten nicht zur Veröffentlichung angenommen werden.

9. Bei jedem Versuch am Menschen muß jede Versuchsperson ausreichend über Absicht, Durchführung, erwarteten Nutzen und Risiken des Versuches sowie über möglicherweise damit verbundene Störungen des Wohlbefindens unterrichtet werden. Die Versuchsperson sollte darauf hingewiesen werden, daß es ihr freisteht, die Teilnahme am Versuch zu verweigern und daß sie jederzeit eine einmal gegebene Zustimmung widerrufen kann. Nach dieser Aufklärung sollte der Arzt die freiwillige Zustimmung der Versuchsperson einholen; die Erklärung sollte vorzugsweise schriftlich abgegeben werden.

10. Ist die Versuchsperson vom Arzt abhängig oder erfolgte die Zustimmung zu einem Versuch möglicherweise unter Druck, so soll der Arzt beim Einholen der Einwilligung nach Auf-

klärung besondere Vorsicht walten lassen. In einem solchen
Fall sollte die Einwilligung durch einen Arzt eingeholt werden, der mit dem Versuch nicht befaßt ist und der außerhalb
eines etwaigen Abhängigkeitsverhältnisses steht.
11. Ist die Versuchsperson nicht voll geschäftsfähig, sollte die Einwilligung nach Aufklärung vom gesetzlichen Vertreter entsprechend nationalem Recht eingeholt werden. Die Einwilligung des mit der Verantwortung betrauten Verwandten (darunter ist nach deutschem Recht der Personensorgeberechtigte
zu verstehen) ersetzt die der Versuchsperson, wenn diese
infolge körperlicher oder geistiger Behinderung nicht wirksam zustimmen kann oder minderjährig ist.
Wenn das minderjährige Kind fähig ist, seine Zustimmung zu
erteilen, so muß neben der Zustimmung des Personensorge-
berechtigten auch die Zustimmung des Minderjährigen eingeholt werden.
12. Das Versuchsprotokoll sollte stets die ethischen Überlegungen im Zusammenhang mit der Durchführung des Versuchs
darlegen und aufzeigen, daß die Grundsätze dieser Deklaration eingehalten sind.

**II. Medizinische Forschung in Verbindung
  mit ärztlicher Versorgung (Klinische Versuche)**
1. Bei der Behandlung eines Kranken muß der Arzt die Freiheit
haben, neue diagnostische und therapeutische Maßnahmen
anzuwenden, wenn sie nach seinem Urteil die Hoffnung bieten, das Leben des Patienten zu retten, seine Gesundheit wie-
derherzustellen oder seine Leiden zu lindern.
2. Die mit der Anwendung eines neuen Verfahrens verbundenen
möglichen Vorteile, Risiken und Störungen des Befindens
sollten gegen die Vorzüge der bisher bestehenden diagnostischen und therapeutischen Methoden abgewogen werden.
3. Bei jedem medizinischen Versuch sollten alle Patienten –
einschließlich derer einer eventuell vorhandenen Kontrollgruppe – die beste erprobte diagnostische und therapeutische
Behandlung erhalten.
4. Die Weigerung eines Patienten, an einem Versuch teilzunehmen, darf niemals die Beziehung zwischen Arzt und Patient
beeinträchtigen.

5. Wenn der Arzt es für unentbehrlich hält, auf die Einwilligung nach Aufklärung zu verzichten, sollten die besonderen Gründe für dieses Vorgehen in dem für den unabhängigen Ausschuß bestimmten Versuchsprotokoll niedergelegt werden.
6. Der Arzt kann medizinische Forschung mit dem Ziel der Gewinnung neuer wissenschaftlicher Erkenntnisse mit der ärztlichen Betreuung nur soweit verbinden, als diese medizinische Forschung durch ihren möglichen diagnostischen oder therapeutischen Wert für den Patienten gerechtfertigt ist.

III. Nicht-therapeutische biomedizinische Forschung am Menschen

1. In der rein wissenschaftlichen Anwendung der medizinischen Forschung am Menschen ist es die Pflicht des Arztes, das Leben und die Gesundheit der Person zu beschützen, an welcher biomedizinische Forschung durchgeführt wird.
2. Die Versuchspersonen sollten Freiwillige sein, entweder gesunde Personen oder Patienten, für die die Versuchsabsicht nicht mit ihrer Krankheit in Zusammenhang steht.
3. Der ärztliche Forscher oder das Forschungsteam sollten den Versuch abbrechen, wenn dieser nach seinem oder ihrem Urteil im Falle der Fortführung dem Menschen schaden könnte.
4. Bei Versuchen am Menschen sollte das Interesse der Wissenschaft und ser Gesellschaft niemals Vorrang vor den Erwägungen haben, die das Wohl der Versuchsperson betreffen.

Literatur

Abel U (1993) Die Bewertung diagnostischer Tests. Hippokrates, Stuttgart

Abt K (1981a) Einführung in die Residuenanalyse. ROeS-Seminar, Bad Ischl 28. 9.–2. 10. 1981

Abt K (1981b) Wilk-Shapiro-Test auf Gauß-Verteilung. In: Arbeitsunterlagen für die Übungen zur Biomathematik für Mediziner. Abt. Biomathematik im FB Humanmedizin der Goethe-Universität Frankfurt/ Main, 1981, 8b/1–8b/3

Abt K (1982) Scale independent nonparametric multivariate tolerance regions and their application in medicine. Biom J 24/1:27–48

Abt K (1993) Statistische Aspekte der Trendanalyse, In: Steudel WI et al. (Hrsg) Evozierte Potentiale im Verlauf. Springer, Berlin Heidelberg New York Tokyo

Ackermann H (1994/95) „BIAS". Abt. Biomathematik des Zentrums der Medizinischen Information, Klinikum der Universität, Theodor-Stern-Kai 7, 60590 Frankfurt/Main

Ackermann H (1983a) Multivariate nonparametric tolerance regions: a new construction technique. Biomed J 25:351–359

Ackermann H (1983b) Sind „Xquer±2s"-Bereiche nützliche diagnostische Hilfsmittel? Med Welt 34/7:212–215

Ackermann H (1985) Mehrdimensionale nicht-parametrische Normbereiche. Springer, Berlin Heidelberg New York Tokyo

Ackermann H (1988a) Mehrdimensionale Diagnosebereiche. Eul, Köln

Ackermann H (1988b) A program system to compute multivariate diagnostical regions. Stat Softw Newslett 15/2

Ackermann H (1994) BiAS. – Biometrische Analyse von Stichproben, 4. Aufl. Epsilon, Hochheim-Darmstadt

Ackermann H, Ackermann-Liebrich U, Gutzwiller F, Keil U, Kunze M (1986) Epidemiologie. Meducation Foundation, Wien

Ahlbom A, Norell S (1990) Introduction to modern epidemiology. Epidem Res Inc, Chestnut Hill

Angermann, Thome (1993a) Ansätze für eine Kosten-Nutzen-Analyse des Datenschutzes. data-report 8(4):18ff

Angermann, Thome (1973b) Zur Technik der Anonymisierung. data-report 8(4):18ff

Armitage P (1983) Exclusions, losses to follow-up, and withdrawals in clinical trials. In: Shapiro SH, Louis TA (eds) Clincal trials. Issues and approaches. Marcel Dekker, New York, pp 99–113

Armitage P, Berry G (1988) Statistical methods in medical research. Blackwell Scientific, Oxford, pp 421–439

Beran R, Hall P (1993) Interpolating nonparametric prediction intervals and confidence intervals. J Roy Stat Soc Ser [B] 55/3:643–652

Berk KN (1994) Data Analysis with Student Systat. Statcon (Systat), B. Schäfer, Mündenerstraße 1, 37213 Witzenhausen

BGH (1980) Neue juristische Wochenschrift (NJW) 1980 S. 633 (Appendektomie). Bei der Blinddarmoperation könne sich der Arzt im allgemeinen kurz fassen, wenn erkennbar der Patient nicht irrig davon ausgeht, daß dieser Eingriff wegen seiner Alltäglichkeit ganz ungefährlich sei. Zur Aufklärung über die Gefährlichkeit der Nierenbiopsie, vgl. BGH in: NJW 1979 S. 1933

BGH (1982) Neue juristische Wochenschrift 1982, 1285 ff

Bitter KP, Ackermann H (1990) Mehrdimensionale Normbereiche für Gesichtsschädelmaße. Biomed Workshop, Univ. Frankfurt, 6. Juni 1990

Box GEP, Cox DR (1964) An analysis of transformations. J Roy Stat Soc Ser [B] 26:211–243

Bundesminister für Jugend, Familie, Frauen und Gesundheit (1987) Grundsätze für die ordnungsgemäße Durchführung der klinischen Prüfung von Arzneimitteln. Bundesanzeiger 243:16617–16620

Canguilhem G (1977) Das Normale und das Pathologische. Ullstein, Berlin

Chapuy MC, Arlot ME, Duboeuf F et al. (1992) Vitamin D_3 and calcium to prevent hip fractures in elderly women. N Eng J Med 327:1637–1642

Checkoway H, Pearce N, Crawford-Brown D (1989) Research methods in occupational epidemiology. Oxford University Press, New York

Cox DR (1970) The analysis of binary data. Methuen, London, pp 14–26

Cox DR (1972) Regression model and life tables. JR Stat Soc B34:187–200, and 34:248–275

Cox DR, Oakes D (1984) Analysis of survival data. Chapman & Hall, London

Cutler SJ, Ederer F (1958) Maximum utilization of the life table method in analyzing survival. J Chron Dis 8:699–710

DeMets D, Friedman L, Furberg CD (1980) Counting events in clinical trials. N Eng J Med 302:924

Deneke JFV (1991) Von der Konfrontation zur Kommunikation – „Epidemiologische Forschung und Datenschutz in der Medizin". Dtsch.

Ärztebl. 88,15:C727–C-728 (Bericht, Symposium „Epidemiologische Forschung und Datenschutz in der Medizin" der Akademie der Wissenschaften und der Literatur vom 22.-23. 2. 1991 in Mainz)

Denis L (1992) Maximal androgen blockade: an overview. Presented at the American Cancer Society National Conference on Prostate Cancer, San Francisco, February 13–15, 1992

Denis L, Smith P, Carneiro de Moura JLet al. and Members of the EORTC GU Group (1991) Total androgen ablation: European experience. Urol Clin North Am 18:65–73

Wissenschaftlicher Beirat der Bundesärztekammer (1981) Empfehlung zur Beachtung der ärztlichen Schweigepflicht bei der Verarbeitung personenbezogener Daten in der medizinischen Forschung. Dtsch Ärztebl 78, 30:1443

Deutscher Ärztetag (1982) Resulution – Empfehlungen zur Beachtung der ärztlichen Schweigepflicht bei der Verarbeitung personenbezogener Daten in der ärztlichen Berufsausübung. Dtsch Ärztebl 79, 21:20–21

Editio Cantor Verlag (Hrsg) (1991) Klinische Arzneimittelprüfungen in der EG: Grundsätze für Standards der Guten Klinischen Praxis (GCP) bei der Durchführung von Studien mit Arzneimitteln am Menschen in der EG; EG-GCP-Note for guidance. Editio Cantor Verlag, Aulendorf

Elandt-Johnson RC, Johnson NL (1980) Survival models and data analysis. Wiley & Sons, New York

Elveback LR (1973) The population of healthy persons as a source of reference information. Hum Pathol 4:9–16

Elveback LR, Guillier CL, Keating FG (1970) Health, normality and the ghost of Gauss. JAMA 211:69–75

European Coronary Surgery Study Group (1979) Coronary artery bypass surgery in stable angina pectoris: Survival at two years. Lancet I:889–893

Fromme HW (1989) Ein Leckerbissen für Statistiker: NCSS. In: DOS International 7:39

Gehan EA (1965) A generalized Wilcoxon-test for arbitrarily singlecensored samples. Biometrika 52/1,2:75–80

Geigy (1980) Wissenschaftliche Tabellen. Ciba Geigy, asel

Gent M, Sackett DL (1979) The qualification and siqualification of patients and events in longterm cardiovascular clinical trials. Thromb Haemost 41:123–134

Goldschmidt AJW (1992) Praxistest von TESTIMATE im Rahmen einer klinischen Studie. Biomed J 34:14–19

Goldschmidt AJW, Kluss C (1991) Medizinische Studien im Licht der §§. Praxis Computer 2:34–40

Gräsbeck R, Saris NE (1969) Establishment and use of normal values. Scand J Clin Lab Invest 24/110:62ff

Gross R, Wichmann HE (1979) Was ist eigentlich „normal"? Med Welt 30/1:2–14

Guttman I (1970) Statistical tolerance regions. Griffin's Monographs & Courses, London

Hall JW, Wellner JA (1980) Confidence bands for a survival curve from censored data. Biometrika 67:133–143

Hasford J, Staib AH (Hrsg) (1994) Arzneimittelprüfungen und good clinical practice: Planung, Durchführung und Qualitätssicherung. MMV, München

Hoffmann (1984) Biomedizinische Statistik mit dem Mikrocomputer. Luther, Sprendlingen, S 5

Immich H (1991) Paradigma Epidemiologie. Eigenverlag: Sandkampstr. 9d, 2552 St. Peter Ording

Kalbfleisch JD, Prentice RL (1980) The statistical analysis of failure time data. Wiley & Sons, New York

Kaplan EL, Meier P (1958) Nonparametric estimation from incomplete observations. J Am Stat Assoc 53:457–481

Kardaun JWPF, Kardaun OJWF (1990) Comparatice diagnostic performance of three radiological procedures for the detection of lumbar disk herniation. Methods Information Med 29:12–22

Laufs A (1984) Arztrecht, 3. Aufl., München, Rz. 188 u. 120

Leupold W et al. (1967) Analytische Geometrie. Vektorrechnung und Infinitesimalrechnung. Mathematik für Ingenieur- und Fachschulen, Bd 3, Harri Deutsch, Frankfurt/M

Lorenz RJ (1988) Grundbegriffe der Biometrie, 2. Aufl. Fischer, Stuttgart

Makosch G, Ackermann H, Hövels O (1982) Bivariater Normbereich für Körpergewicht und Körperlänge Neugeborener unter diagnostischen Gesichtspunkten. Monatsschr Kinderheilkd 130:276–279

Malchow H, Ewe K, Brandes JW, Boebell H, Ehms H, Sommer H, Jesdinsky H (1984) European Cooperative Crohn's Disease Study (ECCDS): Results of drug treatment. Gastroenterology 86:249–266

Mantel N (1963) Chi-square tests with one degree of freedom: extensions of the Mantel-Haenszel-procedure. J Am Statist Assoc 58:690–700

Mantel N, Haenszel W (1959) Statistical aspects of the analysis of data from retrospective studies of disease. J Natl Cancer Inst 22:719–248

Machin D, Campbell MI (1987) Statistical tables for the design of clinical trials. Blackwell Scientific, Oxford

Martini P, Oberhoffer G, Welte E (1968) Methodenlehre der therapeutisch klinischen Forschung, 4. Aufl. Springer, Berlin Heidelberg New York

May GS, DeMets DL, Friedmann LM, Furberg C, Passamani E (1981) The randomized clinical trials: bias in analysis. Circulation 64:669–673

Merkouriou S, Dix D (1988) Estimating reference ranges in clinical pathology: an objective approach. Stat Med 7:377–385

Miller AJ (1990) Subset selection in regression. St Edmundsbury Press Ltd., Suffolk (Monographs on Statistics and Applied Probability 40)

Nattermann C, Goldschmidt AJW, Dancygier H (1992) Endoskopische Implantation von ballonexpandierbaren Endoprothesen (Strecker-Stents) bei extrahepatischen Gallengangsstenosen. Med Klinik 87:364–368

Newell DJ (1992) Intention-to-treat analysis: Implications for quantitative and qualitative research. Int J Epidemiol 21:837–841

OLG Frankfurt, in Versicherungsrecht 1979 S. 651

OLG Stuttgart in Versicherungsrecht 1979 S. 1016

Peto R, Peto J (1972) Asymptotically efficient rank invariant test procedures. JR Stat Soc Assoc 135:185–206

Peto R, Pike MC (1973) Conservatism of the approximation $(O-E)^2/E$ in the logrank test for survival data or tumor incidence data. Biometrics 29:579–284

Peto R, Pike MC, Armitage P et al. (1976) Design and analysis of randomized clinical trials requiring prolonged observation of each patient (II). Br J Cancer 34:585–612

Robinson D, Bevan EA (1993) Defining normality – art or science? Meth Inf Med 32:225–228

Rode RA, Chinchilli VM (1988) The use of Box-Cox transformations in the development of multivariate tolerance regions with applications to clinical chemistry. J Am Stat Assoc 42:23–30

Rothman K (1986) Modern epidemiology. Little, Brown & Co, Boston

Sachs L (1992) Angewandte Statistik – Anwendungen statistischer Methoden, 7. Aufl., Springer, Berlin Heidelberg New York Tokyo

Sackett DL, Gent M (1979) Controversy in counting and attributing events in clinical trials. N Engl J Med 301:1410–1412

Sadegh-Zadeh K (1977) Krankheitsbegriffe und nosologische Systeme. Metamed 1:4–41

Saris NE (1979) Provisional recommendation on the theorie of reference values. J Clin Chem Clin Biochem 17:337–339

SAS/STAT User's Guide, Version 6, 4th edn. SAS Inst. Inc., Volume 1+2 (1990) 304, 1075, 1088–1089, 1363

Sauerbrei W (1992a) Vergleich von Variablenselektions-Prozeduren in Regressionsmodellen – Simulationsstudie und Beispiele. In: Europäische Perspektiven der Medizinischen Informatik, Biometrie und Epidemiologie, 37. Jahrestagung der GMDS in Mainz, GMDS Köln, Tagungsband, S 13

Schadewaldt H (1977) Grenzen von Gesundheit und Krankheit – historisch gesehen. Med Welt 28/13:613–619

Schlögell R (1978) Die Risiken für Patienten durch die Datenverarbeitung ohne ärztliche öberwachung – Richtlinien des Weltärztebundes. Dtsch Ärztebl 75,33:1843–1845

Schwartz D, Leelouch J (1967) Explanatory and pragmatic attitudes in therapeutical trials. J Chron Dis 20:637–648

TESTIMATE. IDV, c/o Dr. V. Rahlfs, Wessobrunnerstraße 6, 8035 Gauting/München

The Coronary Drug Project Research Group (1980) Influence of adherence to treatment and response of cholesterol on mortality in the Coronary Drug Project. N Engl J Med 303: 1038

Tilyard MW, Spears GFS, Thomson J, Dovey D (1992) Treatment of postmenoposal osteoporosis with calcitriol or calcium. N Engl J Med 326:357–362

Tunn UW, Goldschmidt AJW, Becker M (1990) Initial treatment of prostatic cancer by endocrine measures and cytotoxic drugs. In: Treatment of prostatic cancer: facts and controversies. Wiley-Liss, Inc., New York (EORTC Genitourinary Group Monograph 8), 165–176

Victor N, Schäfer H, Nowak H (1991) Arzneimittelforschung nach der Zulassung. Springer, Berlin Heidelberg New York (Medizinische Informatik und Statistik, Bd 73)

Wilcox RG, Roland JM, Banks DC, Hampton TR, Mitchell JR (1980) Randomized trial comparing propranolol with atenolol in immediate treatment of suspected myocardial infarction. Br Med J 269:885

Williams BT, Yoder JW, Littell E (1993) Probability graphics support for medical reasoning. Meth Inf Med 32:229–232

Witte et al. (Hrsg) (1990) Ordnungsgemäße klinische Prüfung (Good Clinical Practice), 3. Aufl. Habrich, Fürth

Sachverzeichnis

BiAS.

Datenmanagement
Zeilen- und Screen-Editor, Daten-Transformationen, Beliebiger Missing-Data-Code, BiAS.,
BASIC, Formelinterpreter, Import und Export von dBase-, ASCII- und Windows-Dateien
(*.DBF, *.SDF und *.TXT).

Datenbankmodul
Selektion, Projektion, Addition, Relationieren, Sortieren, Klassifizieren, Zählen.

Fallzahlberechnung/Stichprobenumfang
Konfidenzintervalle, Ein- und Zweistichproben-Tests, Varianzanalyse, Schätzung von Wahrscheinlichkeiten, Vergleich von binomialverteilten Größen, Korrelation, Cross-Over-Analyse, Log-Rank-Test, Äquivalenztests, Epidemiologie (Odds Ratio, Relatives Risiko).

Randomisierung
Vollständige Randomisierung, Randomisierung in Blöcken, Cross-Over-Versuchspläne,
Lateinische Quadrate, Zufallsstichproben (Gleich- und Normalverteilung).

Deskriptive Statistik
Durchschnitt, Standardabweichung, Extremwerte, Median, Quartilen, Variationskoeffizient,
viele Graphiken.

Graphik
Histogramme (stetig, diskret, kumulativ, vergleichend, 3D), Kreisdiagramme, XY-Plot, 3D-
Plot, Box-Plot, Zeitreihen-Plot, 3D-Funktionen, Gauß-Anpassung (Dichte- und Verteilungs-
funktion), Regressionsfunktionen mit Konfidenzintervallen, Hahn-Prognose-Intervalle,
Konfidenzintervalle, Kaplan-Meier-Plot, Plot Cluster- und Diskriminanzanalyse, PCX-Gra-
phik-Export.

Konfidenzintervalle
Konfidenzintervalle für μ und $\mu_1-\mu_2$, Regression und Korrelation, Median (u.a. Moses- und
Tukey-Intervalle), Survival-Analyse (Intervalle nach Hall und Wellner), Simultane Konfi-
denzintervalle (Hotelling), Binomial- und Poisson-Konfidenzintervalle für θ, $\theta_1-\theta_2$ und λ,
Relatives Risiko und Odds-Ratio.

Verteilungen
χ^2, t-, F- und Gauß-Verteilung mit Inversen, Nichtzentrale Verteilungen, Binomial- und Pois-
son-Verteilung.

Test auf Gauß-Verteilung
χ^2-Test, Shapiro-Wilk-Test (n beliebig!), Kolmogoroff-Smirnoff-Test, David-Test, Ausreißer-
Tests (u.a. Grubbs-Test), Mudholkar-Test auf p-variate Gauß-Verteilung.

Vierfelder- und c · r-Kontingenztafeln
χ^2-Test, Fisher-Test (auch zweiseitig-exakt!), McNemar-Test, Median-Test, Cohen's Kappa,
Pearson's Kontingenzkoeffizient, Cross-Over-Analyse, Konfidenzintervall für $\theta_1-\theta_2$, Mehr-
dimensionale Tafeln, Vergleich von Tafeln, Bewertung diagnostischer Tests, Äquivalenztest,
Mantel-Haenszel-Test, Tests und Konfidenzintervalle für Odds-Ratio und Relatives Risiko.

Regressions- und Korrelationsanalyse
Pearson-Regression und Korrelation, Multiple und Polynomiale Regression, Multiple und

Partielle Korrelation, Rang-Regression, Spearman's Rang-Korrelation, Residuen-Analyse, Korrelationsmatrizen, Graphiken.

Parametrische Testverfahren
Ein- und Zweistichproben-t-Test, Welch-Test, Ein- und Zweifaktorielle Varianz- und Kovarianzanalyse inkl. multipler Vergleiche (Scheffe), Lineare Kontraste, Orthogonale Polynome, Hotelling's Tests, Cross-Over-Analyse (Grizzle), Äquivalenztests.

Nicht-parametrische Testverfahren
Wilcoxon- und Wilcoxon-Mann-Whitney-Test, Tukey- und Moses-Konfidenzintervalle, Hodges-Lehmann-Schätzer, exakte(!) p-Werte, Kolmogoroff-Smirnoff-Test, Kruskal-Wallis-Test inkl. multipler Vergleiche (Dunn-Holm), Friedman-Test mit „Nachtests" nach Wilcoxon-Wilcox und Schaich-Hamerle, Dixon-Mood's Vorzeichen-Test, Test auf Gleichverteilung, Anpassungstests, Cochran's Q-Test, Vergleich von Häufigkeiten bzw. Poisson-Verteilungen, Cross-Over-Analyse nach Koch, Äquivalenztests.

Survival-Analyse
Life-Tables (Kaplan-Meier-Schätzer und Hall-Wellner-Konfidenzbereiche, Graphik), Gehan-Test, Log-Rank-Test (Peto-Pike, Cox-Mantel), Stratifizierter Log-Rank-Test mit Kaplan-Meier-Schätzern.

Cluster- und Diskriminanzanalyse
KMeans- und Single-Linkage-Clusteranalyse mit verschiedenen Metriken, Lineare und Quadratische Diskriminanzanalyse, Stoller's nicht-paramametrische Diskriminanzanalyse.

Zeitreihen-Analyse
ANOVA, Mann-Test, Iterationstest, Simultane Tests, Graphik (Einzelverläufe und Box-Plots).

Faktorenanalyse
Explorative und konfirmatorische Faktorenanalyse mit Zentroid- und Varimax-Methode.

Konfigurationsfrequenzanalyse
Ein- und Mehrstichproben-Konfigurationsfrequenzanalyse (χ^2-, Binomial- und Lehmacher-Test).

Prüfung auf Bioäquivalenz
Berechnung der Größen AUC (t_1, t_n), AUC (t_1, ∞), Cmax, t_{max}, $t_{1/2}$, Cross-Over-Analyse, Westlake-Regel u.a. mit nicht-parametrischen Tukey- und Moses-Intervallen.

Toleranzbereiche
Parametrische und nicht-parametrische Toleranzbereiche (uni- und bivariat), Percentilen, Quartilen, Box-Cox-Transformationen.

Multiple Testverfahren („α-Problem")
Multiple Testverfahren (Bonferroni, Holm, Hommel, Simes, Rüger), Meta-Analyse (Tippett, Fisher, Inverse Normalverteilung).

Bezugsquelle: Epsilon-Verlag Hochheim-Darmstadt